SATYA SINGH

DAS YOGA-BUCH VOM
LEBEN UND VOM STERBEN

SATYA SINGH

DAS YOGA-BUCH VOM LEBEN UND VOM STERBEN

MIT 8 ÜBUNGSREIHEN UND 18 MEDITATIONEN

Mit Fotos von Roswitha Hecke
und Illustrationen von Ram Ravi Kaur

O. W. BARTH

FSC
www.fsc.org
MIX
Papier | Fördert gute Waldnutzung
FSC® C083411

Innenlayout, Umschlagentwurf und Illustrationen: Ram Ravi Kaur,
It's a Shilpin's Life, Riederalp, Schweiz
Künstlerische Leitung: Ram Ravi Kaur
Umschlagausführung: ZERO Werbeagentur, München
Umschlagabbildung: Nadia Wicker, Seichamps, Frankreich Fotos:
Roswitha Hecke, Hamburg
Redaktion: Dr. Martina Darga
Satz: Daniela Schulz, Puchheim
Druck und Bindung: CPI books GmbH, Leck
Printed in Germany
ISBN 978-3-426-29215-0

5 4

Gewidmet
Yogi Bhajan,
dem Meister des Kundalini-Yoga,
in Dankbarkeit für die Lehren, die er,
der sich gern als Postbote der Tradition bezeichnete,
uns überbracht hat und auf denen dieses Buch beruht.

Eines Tages sagte eine ältere Dame zu mir: »Um mich herum sterben viele Leute. Sie wissen nichts über den Tod und haben so viel Angst. Könntest du nicht etwas darüber schreiben …?«

Aufgrund ihrer Bitte ist dieses Buch entstanden, das in einer Zusammenführung der Wissenschaft des Kundalini-Yoga und der Ergebnisse der Sterbeforschung zu folgenden Schlussfolgerungen kommt:

— Der Tod ist kein Ende, sondern eine Transformation.

— Bei dieser Transformation gibt es bestimmte Gefahren.

— Auf diese Gefahren kann man sich vorbereiten.

— Wer sich vorbereitet, hat keine Angst mehr vor dem Tod.

— Wer keine Todesangst hat, lebt ein mutiges, erfülltes Leben.

INHALT

VORWORT

»Das Leben ist eine Lüge, wenn du nicht die ewige Wahrheit findest.«[1]

In den siebziger Jahren des zwanzigsten Jahrhunderts begann ich mit Yoga – dem Kundalini-Yoga nach Yogi Bhajan. Es machte mein Leben wertvoll, sinnvoll und schön. In den achtziger Jahren, als ich allmählich mit dem philosophischen Hintergrund des Yoga vertraut wurde, entdeckte ich, dass auch der Tod als wertvoll, schön und sinnvoll betrachtet werden kann. Diese Vorstellung fand ich in vielen anderen, voneinander unabhängigen Quellen bestätigt, die alle auf ihre Weise Positives über den Tod berichteten: die zahlreichen Zeugnisse über Nahtoderlebnisse, spiritistische Interviews mit Verstorbenen, buddhistische Schriften, ein Buch des bekannten niederländischen Schriftstellers Godfried Bomans, das er nach seinem Tod einem Medium diktierte, und Carlos Castanedas Aussage: »Der Tod sitzt als Berater auf deiner linken Schulter.«

In den neunziger Jahren, als ich dachte, dieses Thema einigermaßen gemeistert zu haben, begann ich in der Yogalehrer-Ausbildung den »Yoga-Weg durch den Tod« zu unterrichten. Dabei begibt sich der Übende auf eine Traumreise, auf der er die verschiedenen Phasen des Todes durchläuft: zuerst die energetischen und mentalen Verwandlungsprozesse; dann die Reise durch den Tunnel, der den Sterbenden aus dem Magnetfeld der Erde herausbringt; danach folgt der Aufenthalt in den verschiedenen Ebenen der Äther bis zur letztendlichen Entscheidung für oder gegen eine Wiedergeburt. Ich mochte und mag den »Thrill«, den dieses Thema weckt. Wir alle wissen, dass wir sterben werden, aber keiner weiß wann und niemand weiß wie. Das weckt den Geist auf und macht ihn lebendiger – der Tod ist unser großer Lehrer für das Leben.

Im Jahr 2003 verschwand plötzlich diese Gewissheit, den Tod verstanden zu haben. Mit einem Gefühl der Dringlichkeit wurde mir bewusst, dass ich den Tod noch gar nicht nah an mich hatte herankommen lassen. Ich hatte zwar im Fenster eines Sargs den verkrümmten Körper meiner Großmutter gesehen, aber ich hatte noch nie einen Toten berührt, ihn getragen, sein Gewicht gespürt. Wie würde es mir bei einer größeren Nähe zum Tod gehen? Ein Freund in Freiburg hatte damals gerade ein alternatives Bestattungsinstitut eröffnet und lud mich ein, bei ihm ein Praktikum zu machen. Bis er genügend Kundschaft hatte, musste ich noch eine Weile warten. Doch dann begann ich mit dem Praktikum und kann nun berichten: Ich habe einen Toten rasiert, ihm die Fingernägel geschnitten, seine verkrampften Muskeln gedehnt, damit er in einer natürlich aussehenden Haltung liegen konnte, und dem steifen Körper seinen besten Anzug angezogen. Und ja, es zeigte sich, dass es möglich ist, den Tod zu ertragen, vielleicht sogar zu mögen, wenn ich ihm mit großem Respekt begegne.

Dann:
Im März 2004 starb meine Mutter auf der Intensivstation im Koma.
Im Juli 2004 starb eine enge Kollegin, und ich leitete auf einem Friedhof in Hamburg meine erste Trauerfeier.
Im Oktober 2004 starb mein Lehrer Yogi Bhajan, und ich stand in der Wüste New Mexicos, während ein blauer Helikopter seine Asche über die Berge um uns herum verstreute.
Im November 2004 starb mein Vater.
Und damit beginnt dieses Buch.

Hamburg, Deutschland / Chettuva, Indien
Satya Singh

TEIL 1:
DER REISENDE

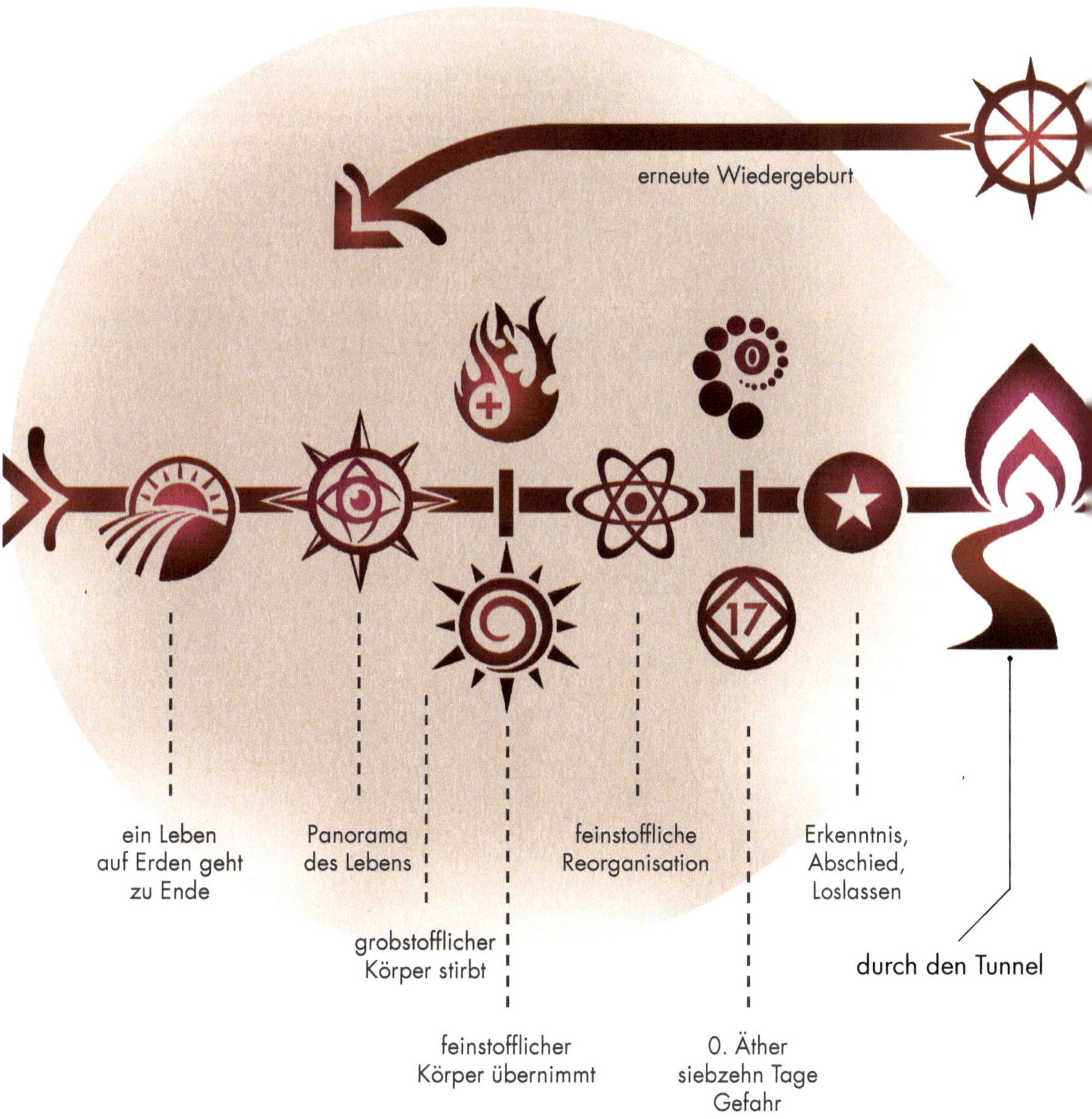
erneute Wiedergeburt
ein Leben auf Erden geht zu Ende
Panorama des Lebens
grobstofflicher Körper stirbt
feinstofflicher Körper übernimmt
feinstoffliche Reorganisation
0. Äther siebzehn Tage Gefahr
Erkenntnis, Abschied, Loslassen
durch den Tunnel

DIE REISE

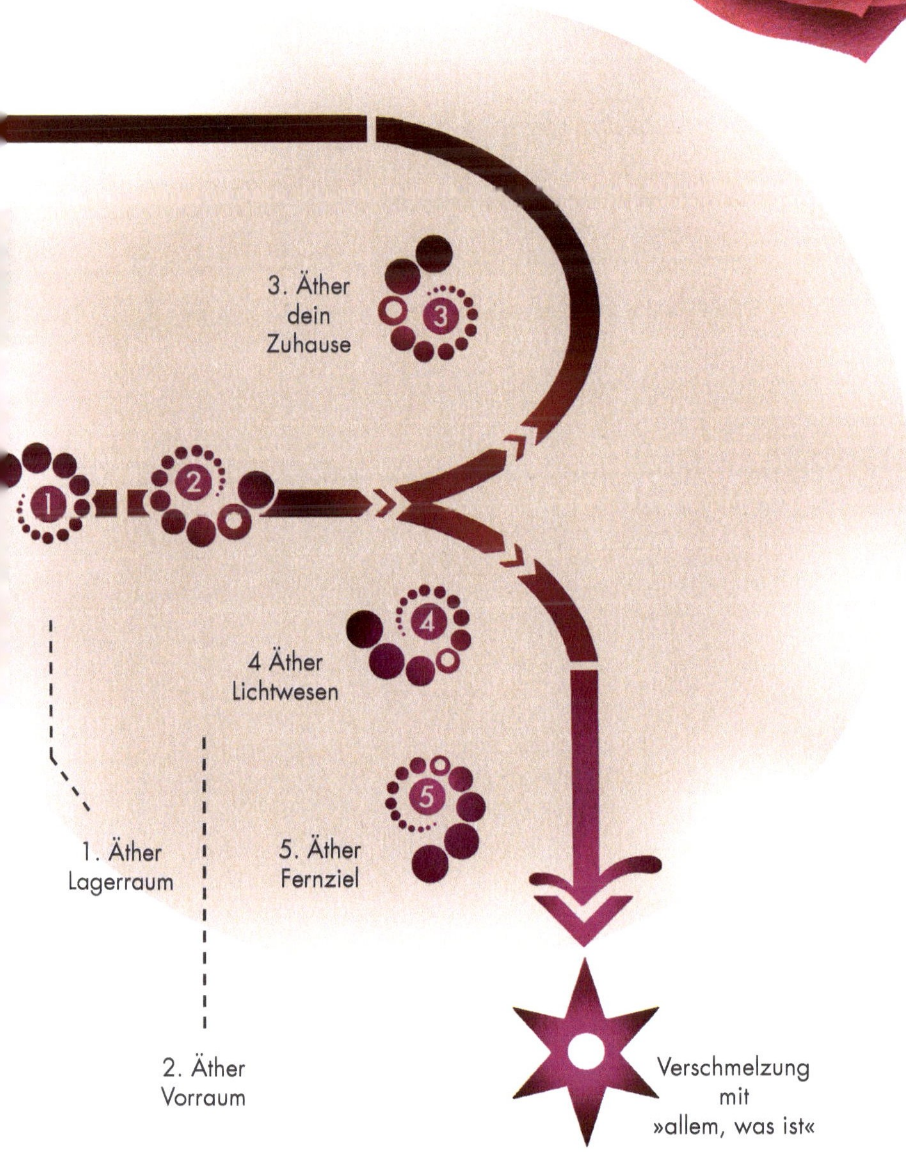
3. Äther
dein
Zuhause
4 Äther
Lichtwesen
1. Äther
Lagerraum
5. Äther
Fernziel
2. Äther
Vorraum
Verschmelzung
mit
»allem, was ist«

VORBEREITUNG IST NÖTIG

»Um leben zu können,
musst du wissen, wie man stirbt.«

Der Schlaganfall kam plötzlich und reduzierte die Beweglichkeit und die Ausdrucksmöglichkeiten meines Vaters stark. Nach ein paar Wochen im Krankenhaus kam er in ein gutes Pflegeheim, wo er aber nicht sehr glücklich war. Er vermisste sein Haus, seinen bisherigen Lebensstil, und noch mehr vermisste er meine Mutter, die gestorben war, nachdem seine Krise gerade begonnen hatte. Eine kurze Erholungsphase brachte ihn zwar aus dem Bett in den Rollstuhl – danach schritt seine Genesung aber nicht mehr weiter voran.

Bald begann sein Interesse am Leben vor dem Fernseher im Gemeinschaftsraum immer mehr nachzulassen. Es dauerte nur ein paar Monate bis zu dem Moment, an dem der Arzt sagte, dass mein Vater bald sterben würde.

Ich wollte versuchen ihm zu helfen, sich auf den Tod vorzubereiten, und dachte, dass es wohl am besten wäre, wenn ich mich dabei möglichst nach seiner eigenen, protestantischen Tradition ausrichtete. Stundenlang las ich ihm aus der Bibel vor, aus dem Buch der Psalmen, welches mir selbst noch am meisten gefiel. Heute meine ich, ich las damals manchmal vielleicht sogar länger vor, als ihm lieb war. Obwohl viel Gutes in den Texten stand, konnte ich in der Bibel kaum Hinweise finden, wie er sinnvoll mit seinem Sterbeprozess umgehen sollte. Und wie meine Schwester mir erzählte, schien auch der Besuch des Pfarrers eher ein nettes Gespräch über die Ereignisse in der Gemeinde gewesen zu sein als eine Vorbereitung auf den Tod.

Bei meinem nächsten Besuch konnte mein Vater durch seine halbseitige Lähmung kaum noch sprechen. Auf Nachfrage deutete er aber an, Angst vor dem Sterben zu haben. Da traf ich die Entscheidung, ihm anzubieten, ihm nach meiner eigenen Tradition zu helfen, sich vorzubereiten. Und obwohl er bis dahin nicht viel von meiner Lebensphilosophie hatte wissen wollen, war er jetzt mehr als bereit, sich die Beschreibung der großen Transformation anzuhören.

EMPFOHLENE ÜBUNG 1

Einschlafen und die Kunst des Sterbens

LEBEN, TOD UND WIEDERGEBURT

»Der Tod führt uns zur Wiedergeburt,
Mitgefühl bringt uns zurück ins Leben.«

Ungefähr zwanzig war ich, als mir der religiöse Glaube meiner Kindheit endgültig abhandenkam und damit auch die Vorstellung von Himmel und Hölle. So blieb meinen Freunden und mir in den oft nächtelangen Gesprächen, in denen wir versuchten, Gott und die Welt zu verstehen, nicht viel anderes übrig, als uns den Tod als das plötzliche Ausknipsen oder langsame Herunterdimmen einer Lampe vorzustellen. Und dann Dunkelheit … nichts … nichts mehr …

Das betrübte uns wenig, kamen wir uns in dem Alter doch als praktisch unsterblich vor. Und es machte uns etwas zynisch. Siebzig, achtzig Jahre Anstrengung und dann … nichts?

Jetzt bin ich über sechzig und die Vorstellung, ausgeknipst zu werden, macht mir keine Angst mehr. Ich habe gut gelebt, ich habe getan, wofür ich kam, und wenn es so radikal zu Ende gehen würde, wäre das auch in Ordnung.

So betrachtet war die Angst vor dem ewigen Nichts eine gute Übung, um meine Wichtigkeit und Einzigartigkeit zu relativieren. Mehr als eine Übung war es jedoch nicht. Die Idee hat keinen Wahrheitsgehalt, beruht sie doch nur auf der Spekulation von Menschen wie mir damals, die keine Erfahrung mit dem Thema haben.

Meine heutige Sicht des Todes ist eine ganz andere. Sie gründet sich auf verschiedene Quellen, die mir im Laufe der Zeit zugänglich wurden: Ergebnisse der Sterbeforschung, die Wissenschaft des Kundalini-Yoga und Geschichten von Menschen, die durch tiefe Meditation, durch Nahtoderlebnisse oder durch Erinnerungen an frühere Leben den Tod bereits selbst einmal erlebt haben. Ich verstehe jetzt, dass die Lampe nur ausgeknipst wird, weil gerade die Sonne aufkommt – sofort nach dem Tod folgt ein wunderschöner Prozess der Verwandlung und möglichen Wiedergeburt.

EMPFOHLENE ÜBUNGSREIHE 2

Die Kraft, das Leben aktiv zu gestalten und den Tod selbst zu bestimmen

DIE VERWANDLUNG DER MATERIE

»Du bist sowohl unsichtbar als auch sichtbar.
90% von dir sind unsichtbar, 10% sind sichtbar.«

»Es gibt fünf Lehrer für den Menschen. Als Erstes lernst du von Mutter Erde. Sie lehrt dich die Lektion des Verzeihens, so wie sie dir Nahrung und Mineralien gibt, die du zum Überleben brauchst – obwohl du sie nicht gut behandelst. Danach zeigt dir der Wind durch seine Beweglichkeit die Freiheit, so dass du im Leben viele Erfahrungen machen kannst und viele Leute erreichst. Der Himmel zeigt dir die Subtilität deines höchsten Selbst, so wie er sich unberührt über alles spannt. Der nächste Lehrer ist das Wasser, das dich reinigt, deinen Durst löscht und dir dadurch die Fähigkeit des Mitgefühls mit anderen zeigt. Das Feuer ist dein fünfter Lehrer, hell und warm. Bei seinem Licht lernst du, die Wahrheit zu erkennen.«

Yogi Bhajan

Um den Tod als Transformation zu einer anderen Art des Daseins und die darauffolgende Wiedergeburt als einen Weg zurück zur irdischen Ebene zu verstehen, brauchst du nicht unbedingt deine wissenschaftliche Sicht der Dinge aufzugeben. Die Wissenschaft weiß zwar noch sehr wenig über das Thema Tod und Wiedergeburt, aber sie nähert sich ihm allmählich, wenn auch eher widerstrebend an. Einige Beispiele:

- Der Kardiologe Pim van Lommel hat bewiesen, dass der Geist während eines Nahtoderlebnisses äußerst aktiv ist, obwohl das Gehirn gleichzeitig ganz offensichtlich tot ist.[2]
- Die Psychologin Helen Wambach untersuchte 10.000 Beschreibungen von Rückführungen in frühere Leben auf sekun-

däre Informationen – welche Schuhe trugen die Menschen damals, wie sah das Geld damals aus, wie war die Staatsform, war der- oder diejenige ein Mann oder eine Frau, in welchem Land befand er oder sie sich – und zeigte die signifikante Übereinstimmung dieser Information mit historischen Daten.[3]

- Der Wissenschaftsjournalist Anil Ananthaswamy erwähnt in einer Internet-Vorlesung, dass nach heutigen wissenschaftlichen Erkenntnissen nur 4% der Materie des Universums normal wahrnehmbar sind, 23% sind nicht wahrnehmbare Materie (sogenannte Dunkle Materie) und 73% nicht wahrnehmbare Energie (sogenannte Dunkle Energie). Und er erzählt über mutige Wissenschaftler, die in tiefsten sibirischen Minen unter extremen Umständen versuchen, mit Partikeln dieser Energie, die sie berechnen, aber nicht wahrnehmen können, zu experimentieren.[4]

Wo die Wissenschaft so wenig weiß, kann das Wissen des Yoga einen Beitrag liefern. Wenn 96% des Universums anscheinend für die Wissenschaft von heute nicht wahrnehmbar sind, dann ist es vielleicht kein Zufall, wenn in der Yoga-Philosophie gesagt wird, dass wir aus 90% unsichtbarer und aus 10% sichtbarer Materie bestehen. Wir nennen diese 90% die feinstoffliche Materie oder das Äther-Element.

Und du brauchst nicht nach Sibirien zu reisen, um dieser Äther-Materie zu begegnen. Wenn du stirbst, verlässt du komplett den Bereich der normalen Materie, die wir als »grobstofflich« bezeichnen, und kommst in den Bereich der bis dahin für dich unsichtbaren Materie. Wenn du geboren wirst, verlässt du in umgekehrter Richtung den feinstofflichen Bereich und kommst wieder in den Bereich der »normalen« Materie.

Die Verwandlung, die du beim Sterben erlebst, ist zwar anstrengend und kann auch furchteinflößend sein, wenn du nicht weißt, was passiert. Du brauchst dir aber keine Sorgen zu machen, dass du für immer verschwindest. Während du die Beherrschung über die grobstoffliche Materie verlierst, aus der dein Körper besteht, erhältst du gleichzeitig die Kontrolle über deinen feinstofflichen Körper und deine feinstofflichen Sinnesorgane, die du, obwohl sie schon immer da waren, bisher nicht wahrnehmen konntest.

Um diesen Prozess besser zu verstehen, wird im Yoga die Materie – und so auch der Körper – in fünf Elemente eingeteilt, und jedes dieser Elemente wird einem Sinnesorgan zugeordnet:

- Erde, das Feste – der Tastsinn
- Wasser, das Flüssige – der Geschmackssinn
- Feuer, Wärme und Licht – der Gesichtssinn
- Luft, das Gasförmige – der Geruchssinn

Das fünfte Element, das die anderen vier Elemente in feinstofflicher Form in sich trägt, ist

- Äther: das Feinstoffliche – der Gehörsinn.

Die Verwandlung von grobstofflicher in feinstoffliche Materie ist der erste Schritt im Prozess des Sterbens und des Wiedergeboren-Werdens. Sie läuft ungefähr wie folgt ab:

Am Anfang löst du dich vom Erd-Element:
Deine Füße und Beine werden schwerer und schwerer, bis du sie nicht mehr bewegen kannst. Ein lähmendes Gewicht drückt Becken, Bauch und Brust herunter. Bald kannst du Arme und Hände nicht mehr rühren. Schließlich verlieren auch dein Kopf, Hals und Gesicht ihre Beweglichkeit.
Der feinstoffliche Tastsinn übernimmt.

Dann verlässt dich das Wasser-Element:
Deine Haut wird trocken wie Sand. Du hörst auf zu schwitzen. Dein Mund ist so ausgetrocknet, dass die Zunge am Gaumen festklebt. Der

Atem schnarrt mühsam durch ausgedörrte Bronchien. Deine Augen werden so trocken, dass du sie nicht mehr öffnen und schließen kannst.
Der feinstoffliche Geschmackssinn übernimmt.

Danach erlischt das Feuer-Element:
Kälte kriecht deine Beine hoch und breitet sich über deinen Rumpf und die Arme aus. Schließlich erreicht sie deinen Kopf, der eisig kalt wird.
Der feinstoffliche Gesichtssinn übernimmt.

Schließlich geht auch das Luft-Element:
Noch ein letzter, rasselnder Atemzug, und du atmest nicht mehr aus. Dein Herz hört auf zu schlagen. Die Gehirnfunktionen setzen aus.
Der feinstoffliche Geruchssinn übernimmt.

Nach der Wissenschaft der westlichen Medizin bist du jetzt gestorben. Und tatsächlich haben sich die Bande zu deinem grobstofflichen Körper gelöst, und deine »normalen« Sinnesorgane funktionieren nicht mehr.

Nach der Wissenschaft des Yoga hat deine Transformation gerade erst angefangen. Du befindest dich jetzt in deinem Subtil-Körper, der deinem alten, grobstofflichen Körper sehr ähnlich sieht, aber aus dem Äther-Element besteht. Dieser feinstoffliche Körper war immer schon um dich herum, synchron mit dem grobstofflichen Körper, aber er ist durch die Verwandlung desselben jetzt spürbar geworden.

EMPFOHLENE MEDITATION 3

Die fünf Elemente des Körpers ausgleichen

DIE REORGANISATION DES FEINSTOFFLICHEN

»Du hast zehn Körper, nicht nur den physischen, den du sehen kannst.«

In einer von den Venezianern erbauten Kathedrale auf Korfu gibt es eine ungewöhnliche Ikone. Um den Kopf des streng blickenden Heiligen leuchtet wie üblich der goldene Heiligenschein – er entspricht der feinstofflichen »Bogenlinie« der Yogis und bietet Schutz für den Geist. Darüber hinaus, und das sieht man seltener, strahlt um den hageren Körper herum ein Lichtkreis, der sogar fünf Schichten von abnehmender Helligkeit umfasst. Der malende Mönch hat offensichtlich sechs subtile Ebenen um den Körper seines Objekts erkannt. Im Kundalini-Yoga geht man sogar von neun feinstofflichen Strukturen in und um unseren grobstofflichen Körper herum aus.

Selbst wenn du dir vielleicht vorstellen kannst, dass beim Sterben eine Wahrnehmungsverschiebung auf eine andere, subtilere Ebene der Existenz stattfindet, könnte es trotzdem schwierig für dich sein, die Vorstellung zu akzeptieren, dass du auch jetzt schon, während deines Lebens im grobstofflichen Körper, von solchen feinstofflichen Strukturen umgeben bist.

Es geht dabei aber nicht um bloßes Glauben oder nur eine Vorstellung. Vielmehr gibt es Berichte von Menschen aus verschiedenen Traditionen, die die Bogenlinie und die Aura ganz klar sehen können. Darüber hinaus kann man mit der Kirlian-Fotografie die Aura deutlich sichtbar machen. Und auch du wirst nach deinem »Hinübergehen«, wie es so schön heißt, die feinstoffliche Materie, die schon immer ein Teil von dir war, ganz normal wahrnehmen können. Allerdings findet während des Sterbens auch im feinstofflichen Bereich eine radikale Reorganisation statt.

Was du mitnimmst auf deine Reise in die Äther-Welten, sind:

1 — Dein Subtil-Körper, der nach dem Tod jede gewünschte Form annehmen kann. Die meisten Leute wählen nach ihrem Tod, ohne besonders darüber nachzudenken, die Form ihres bisherigen Körpers, jedoch oft in einem jüngeren und gesünderen Alter. Spätestens bei einer Wiedergeburt wird der Subtil-Körper wieder eine andere Form annehmen. Der Subtil-Körper dient nicht nur als das Fahrzeug der Seele, er speichert auch alle Erinnerungen aus den vielen Leben, die du gelebt hast, sowie die Lektionen, die du dabei gelernt hast.

2 — Dein Geist, aufgeteilt in:
- die »Wahrnehmungsebene«: die Verarbeitung der feinstofflichen Sinneseindrücke
- die »Ich-Ebene«: die Identifikation mit dem Bild, das du dir von dir selbst gemacht hast, von deinen Gefühlen und Bedürfnissen
- »Weisheitsebene«: deine Intelligenz und deine Weisheit.

Diese drei Ebenen werden jeweils unterteilt in:
- einen »negativen Geist«, der dich schützt,
- einen »positiven Geist«, der dich motiviert,
- einen »neutralen Geist«, der abwägt und entscheidet.

3 — Dein Bewusstsein, auch Seele genannt.

Andere feinstoffliche Strukturen, die in deinem irdischen Leben eine schützende und unterstützende Funktion gehabt haben, sind jetzt nicht mehr nötig und lösen sich auf:

- Dein Energie- oder Prana-Körper, in welchem die Lebensenergie, *Prana*, die du für das Leben auf der Erde brauchtest, gespeichert war. Im Moment des Sterbens ist der Prana-Körper leer. Deine Lebensenergie war so bemessen, dass du stirbst, sobald alles Prana, das dir zugeteilt war, verbraucht ist.

- Deine Aura, eine eiförmige Hülle aus subtilem, schützendem Licht, die deinen physischen Körper bis etwa auf Armabstand umgab.

- Das etwa elf Zentimeter breite Band der Bogenlinie, die sich wie ein Heiligenschein von Ohrläppchen zu Ohrläppchen schützend um deinen Kopf befand – auch wenn du nicht unbedingt wie ein Heiliger gelebt hast.

- Schließlich dein Strahlungskörper, dessen subtiles, charismatisches Licht noch über die Aura hinaus gestrahlt und andere berührt hat.

EMPFOHLENE MEDITATION 4

Den Tod überwinden

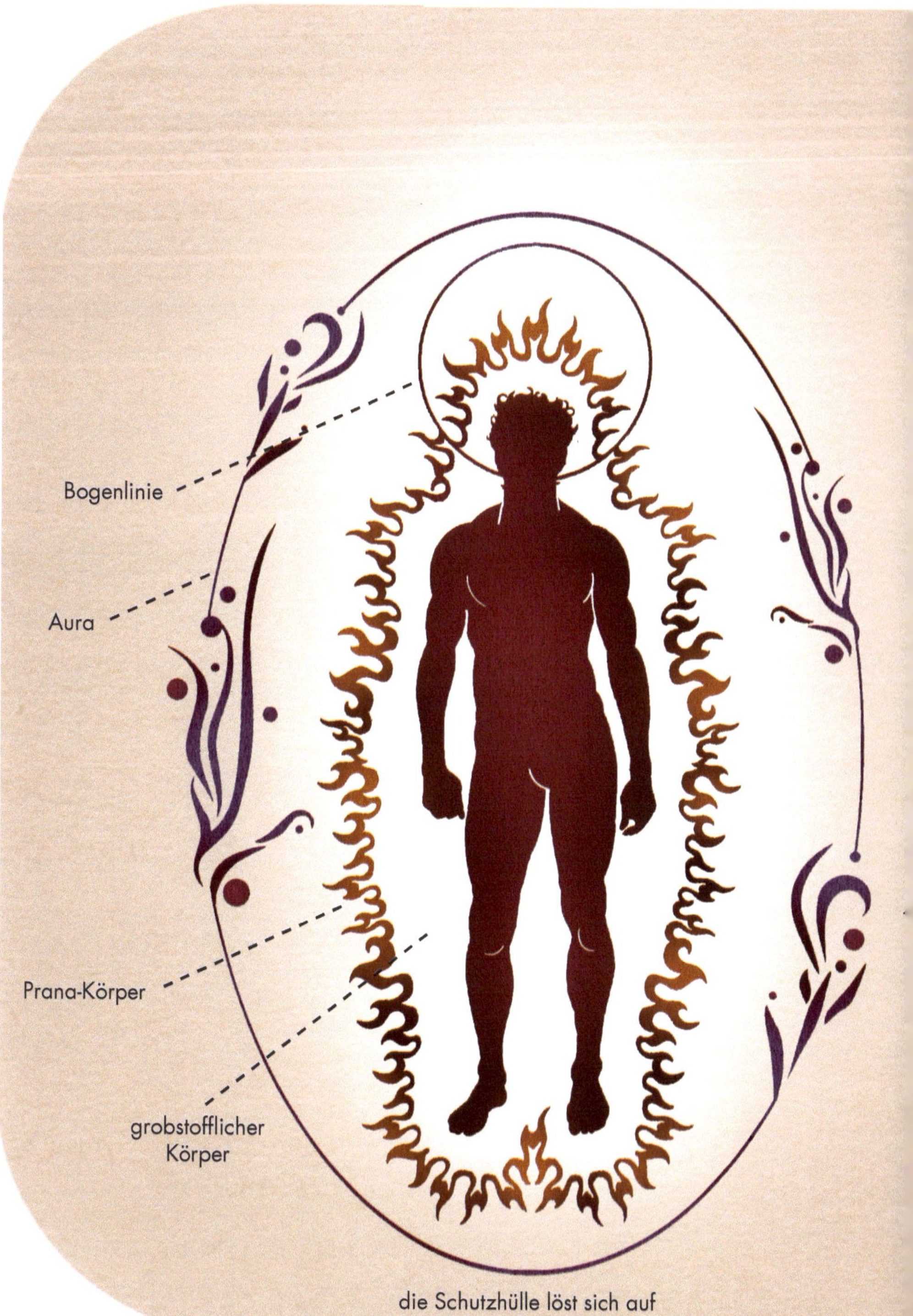

die Schutzhülle löst sich auf

DIE REORGANISATION DES FEINSTOFFLICHEN

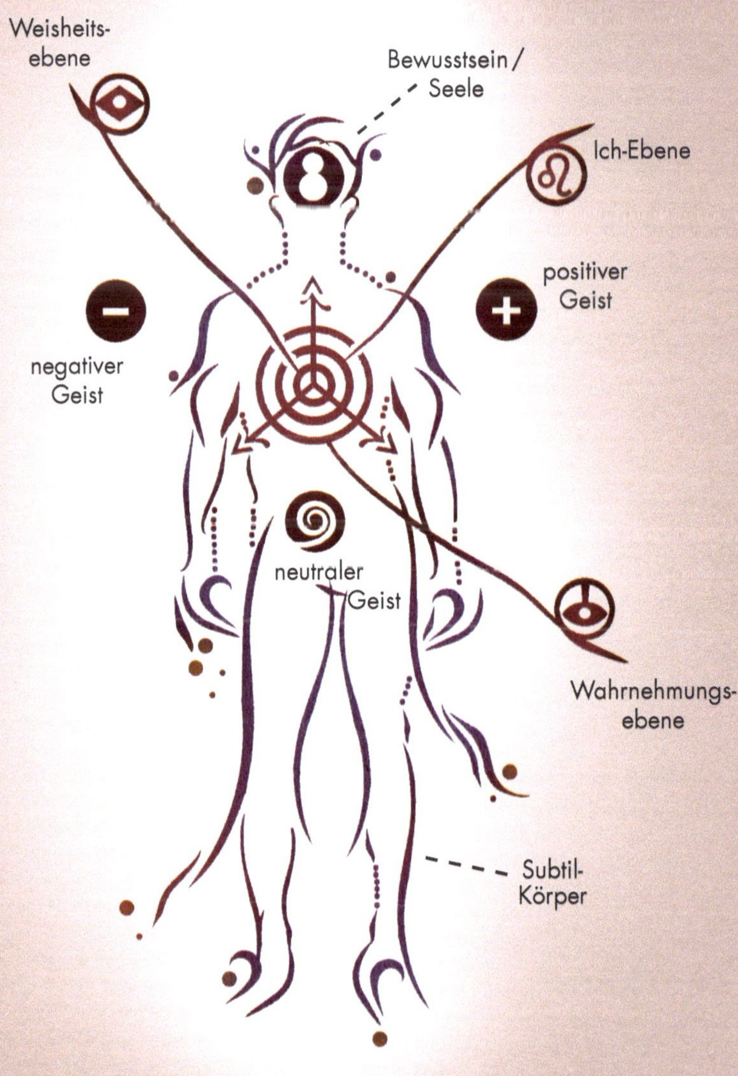

Seele und Geist reisen im Subtil-Körper weiter

DAS PANORAMA DES LEBENS

»Dein negativer, positiver und neutraler
Geist geben dir eine letzte Lektion.«

»Mein ganzes Leben bis zum heutigen Tag schien sich in einer Art panoramaartigem, dreidimensionalem Rückblick vor mir auszubreiten. Jedes Ereignis wurde von einem Wissen über Gut und Böse oder der Einsicht in seine Ursachen und Folgen begleitet. Ich betrachtete alles nicht nur ausschließlich aus meiner Warte, sondern kannte auch die Gedanken aller anderen, die an diesem Ereignis beteiligt waren, als wären ihre Gedanken in mir. Ich konnte nicht nur sehen, was ich getan und gedacht hatte, sondern sogar, wie mein Handeln andere beeinflusst hatte.«[5]

Beim Sterben findet noch eine dritte Verwandlung statt, eine radikale Änderung deines Gedächtnisses und damit auch eine Umgestaltung deines Selbstverständnisses und deiner Identität. Es geht dabei um eine Art Kassensturz deiner Erinnerungen, wobei du dein gerade beendetes Leben neu bewertest und es dann erst einmal abhakst – es wird später noch genug Gelegenheit geben, es in allen Einzelheiten zu studieren –, damit du mit einer frischen Perspektive weitergehen kannst. Im Gegensatz zu den beiden anderen Verwandlungsprozessen, die automatisch und bei allen gleich ablaufen, spielst du bei diesem letzten Prozess selbst eine aktive Rolle.

Der Vorgang, um den es hier geht, heißt »Panorama des Lebens«, manchmal auch »die drei Sekunden des Sterbens« genannt, weil er von außen betrachtet nur ein paar Sekunden zu dauern scheint, obwohl er dem Sterbenden in seiner subjektiven Wahrnehmung sehr lange vorkommen kann. Die traditionelle Vorstellung dieses Panoramas entspricht einer Landschaft mit Hügeln, die dich umgeben. Auf die Hügel sind Bilder der wichtigen Ereignisse und Entscheidungen deines Lebens projiziert. Auch dein kleinster Gedanke ist in diesem Panorama wie in einem Hologramm zugänglich.

Dies ist der erste Moment beim Hinübergehen, bei dem du Fehler machen kannst, und zwar so gravierende, dass sie dich in Gefahr bringen können. Wenn du dich selbst nach den schonungslosen Erkenntnissen dieser »drei Sekunden« gnadenlos verurteilst, kann Mutlosigkeit deine weitere Transformation blockieren, weil du es dadurch nicht schaffst, das Magnetfeld der Erde zu verlassen.[6]

Deshalb ist es wichtig, dich schon während des Lebens auf diesen Prozess vorzubereiten. Das kannst du tun, indem du bei allen deinen Entscheidungen abwägst, wie du sie später wohl beurteilen wirst, wenn du mit dem Wissen über ihre Folgen konfrontiert werden wirst.

Erste Sekunde: Meine Vision

»Als Mensch hast du eine Bestimmung.
Lebe sie und du bist göttlich.«

»Ich empfing das Geschenk der vollkommenen, holistischen Klarheit des Universums. Ich glaube, das war ein Geschenk von Gott oder Buddha oder so. In diesem Augenblick wusste ich, dass jedes Atom, jede Person, jedes Tier, jeder Stern und jede Pflanze ein Ziel hat. Ich kann das Bild, das in meinem Geist auftauchte, nur beschreiben als ein riesiges Puzzle. Es war zerstückelt, aber warm und tröstend … In dem Moment verstand ich vollkommen, dass alles im Universum ein Ziel hat.«[7]

In der ersten Phase des Panoramas nimmst du den Faden wieder auf, der zerrissen wurde durch das Vergessen, das in dem Moment stattfand, als deine Seele in den Fötus eintrat, der in deiner Mutter heranwuchs.

Als Seele hast du eine lange Vorgeschichte. Du hast schon viele Leben gelebt, Lektionen gelernt und Läuterung erfahren. Mit jedem Leben kommst du einen Schritt näher an den wunderschönen Zustand der Einheit mit »Allem, Was Ist«.

Bei diesem langsamen Entwicklungsprozess spielt jede neue Geburt, jedes neue Leben eine spezifische, genau überlegte Rolle. Auch bei deiner Geburt in dieses Leben kamst du mit selbstgewählten Aufgaben auf die Welt, mit deren Hilfe du der Einheit mit dem Universum näherkommen wolltest. Diese Aufgaben oder Vorhaben werden deine »Geburtsvision« genannt.

In der ersten Sekunde des Panoramas wird dir diese Geburtsvision offengelegt – plötzlich fällt dir das Ziel deines gerade abgeschlossenen Lebens wieder ein.

Schon diese erste Sekunde, die sich für deine subjektive Wahrnehmung möglicherweise endlos in die Länge zieht, kann einen Schock für den Geist darstellen, wenn du meinst, dass du deine Ziele vollkommen verfehlt hast. Deshalb ist es wichtig, noch während deines Lebens, trotz des Gedächtnisverlusts in der Gebärmutter, so gut wie möglich die ursprünglichen Aufgaben zu rekonstruieren, damit du deine Geburtsvision so gut wie möglich erfüllen kannst.

Bei dieser Rekonstruktion kannst du von zwei Voraussetzungen ausgehen:

Erstens bietet dir das Universum – oder wie immer du die Instanz nennen möchtest, die dafür zuständig ist – genau die Entwicklungsmöglichkeiten, die du für die Verwirklichung deiner Vision brauchst. Also, wenn sich dir durch ein besonderes Leiden, eine bestimmte Frustration oder vielleicht auch durch einen glücklichen Zufall bestimmte Lektionen aufdrängen, kannst du davon ausgehen, dass sie Teil deiner Vision sind.

Zweitens ist es das höchste Ziel jedes Lebens, so mit diesen Lektionen umzugehen, dass dabei Gesundheit, Unabhängigkeit, Verantwortlichkeit und Glück gefördert werden. Die Absicht hinter jeder Lektion ist letztendlich, bedingungslos lieben zu lernen.

Rekonstruiere deine Geburtsvision

Setze dich in eine meditative Haltung.
Lasse deinen Geist so leer wie möglich werden.
Versuche folgende Fragen intuitiv, nicht analytisch, zu beantworten:

Gibt es einen Menschen, den ich nicht ausstehen kann?
Spiegelt dieser mir meine eigenen negativen Eigenschaften?
Kann ich mich mit ihm versöhnen?
Was war das Verhängnisvollste, was ich je gemacht habe?
Wie oft habe ich es wiederholt?
Kann ich dieses Verhalten loslassen?
Wenn ich noch ein Jahr zu leben hätte, was würde ich machen?
Was wäre das Mutigste, was ich machen könnte?
Traue ich mich, das 40 Tage lang auszuprobieren?
Was würde ich gerne noch sehen, bevor ich sterbe?
Was ist mein höchstes Potenzial in diesem Leben?
Was sehe ich als meine Bestimmung?
Welche meiner Qualitäten sollen bei meiner Grabrede hervorgehoben werden?

EMPFOHLENE MEDITATION 5

Das Ungesehene sehen

Zweite Sekunde: Meine Taten

»Es ist erstaunlich. Ihr wollt alle wissen, was morgen passiert, aber schert euch nicht um heute.«

»Er sah sein Leben vor seinem geistigen Auge vorbeiziehen, nahm alles wahr, was er je gemacht hatte, sowohl Gutes als auch Schlechtes, und erfuhr tatsächlich die Auswirkungen seiner Taten. Zum Beispiel fühlte er den Schmerz der Kugel, die er während des Krieges abgefeuert hatte, wie sie den Körper des Feindes zerfetzte, den zu beseitigen er ausgeschickt worden war. Dann sah er die Wirkung, die das auf die Familie des Mannes hatte, und fühlte die Trauer von dessen Ehefrau.«[8]

In der zweiten Phase des Panoramas gehst du, geführt durch die Vision, die dir in der ersten Phase gezeigt wurde, wie durch endlose Gänge, Hallen oder Hügel mit Bildern deiner Taten. Dabei siehst du nicht nur das, was du während deines letzten Lebens gemacht und gedacht hast, sondern auch jegliche Folge davon, sowohl bei dir selbst als auch bei anderen. Gnadenlos werden die Absichten hinter deinen Taten sichtbar gemacht, und du spürst jeden Schmerz – aber auch jede Freude –, die du bei anderen ausgelöst und die du selbst erlebt hast.

Die endlosen Verkettungen deiner Taten und ihrer Folgen, die du hier erfährst, sind das *Karma*, das du in diesem Leben kreiert hast. Das Gesetz des Karmas geht davon aus, dass alles, was du tust, wenigstens zehnfach zu dir zurückkommt. Deine Taten und deren Folgen werden dir so lange durch die Handlungen anderer Menschen gespiegelt, bis du Einsicht und Mitgefühl entwickelst. Diese Einsicht, das Mitgefühl und die Werte, die sich dadurch bei dir bilden, werden in deinem Subtil-Körper gespeichert, damit sie nicht verloren gehen und dir auch in deinem nächsten Leben und allen weiteren Leben zur Verfügung stehen.

In dieser Phase des Sterbens ziehst du möglicherweise eine katastrophale Karma-Bilanz zwischen den negativen Konsequenzen deiner egoistischen Handlungen und den positiven Konsequenzen deiner mitfühlenden Handlungen. Damit du dadurch nicht aus der Bahn geworfen wirst, ist es wichtig, dass du dich auf diese zweite Sekunde des Panoramas vorbereitest. Die beste Vorbereitung in dieser Hinsicht ist »Karma-Yoga«, die systematische Ausübung mitfühlender Handlungen.

Ein Beispiel dafür ist folgende Begebenheit: Ende der achtziger Jahre wohnten meine Frau und ich in einem Kundalini-Yoga *Ashram*, wo wir uns mit ungefähr zwanzig anderen Leuten zwei stattliche Stockwerke in einem der besten Viertel Hamburgs teilten, insgesamt bestimmt 700 Quadratmeter. Eines Tages wurde an der Tür geklingelt. Da stand ein indischer Sikh und sagte: »Es geht mir so schlecht, kann ich etwas fur euch tun?«

Das ist der Schlüsselsatz des Karma-Yoga. Wenn ich etwas für jemand anderen tue, dann wird es mir bessergehen. Und wir überlegten: Ja, es gibt etwas, das uns Freude bereiten würde. So hat er wochenlang in mühsamer »Überkopf«-Arbeit alle 700 Quadratmeter der Decke des Ashrams gestrichen. Danach ging es ihm besser.

Im Zentrum des Karma-Yoga steht deine Absicht. Wenn du Karma-Yoga aus Pflichtgefühl, aus kühler Berechnung oder aus einem Helfersyndrom heraus machst, wird dich nicht freuen, was zu dir zurückkommt. Gutes Karma-Yoga erkennst du daran, dass

- du es vom Herzen aus machst,
- es dir Freude bringt,
- es dir neue Kraft schenkt,
- du dabei deine Grenzen beachtest,
- du nicht vom Ergebnis abhängig bist,
- du keinen Dank erwartest.

EMPFOHLENE MEDITATION 6

Die durch das Karma bedingte Kette von Ursache und Wirkung durchbrechen

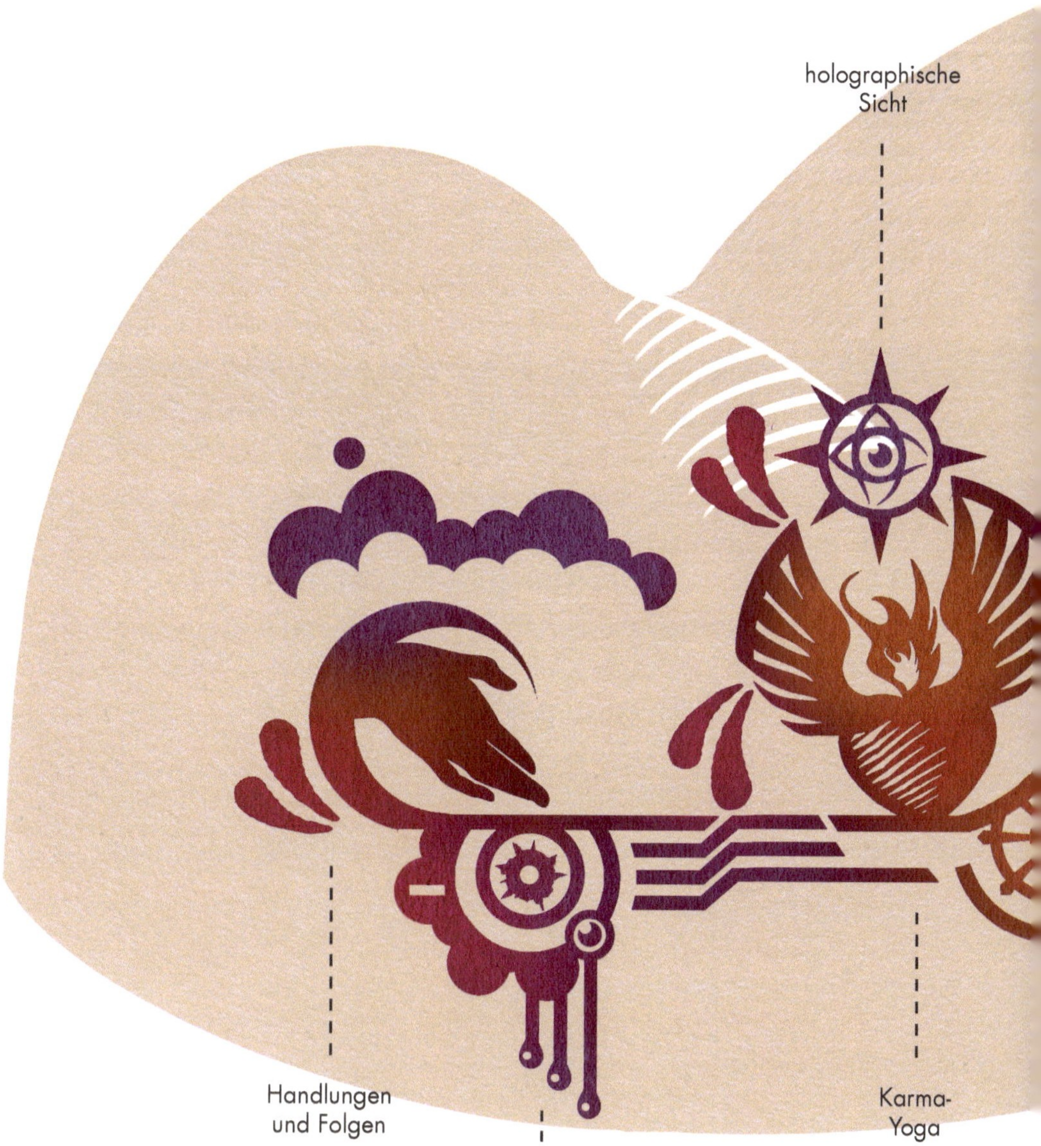
holographische Sicht
Handlungen und Folgen
negative Konsequenzen
Karma-Yoga

DIE ZWEITE SEKUNDE DES PANORAMAS

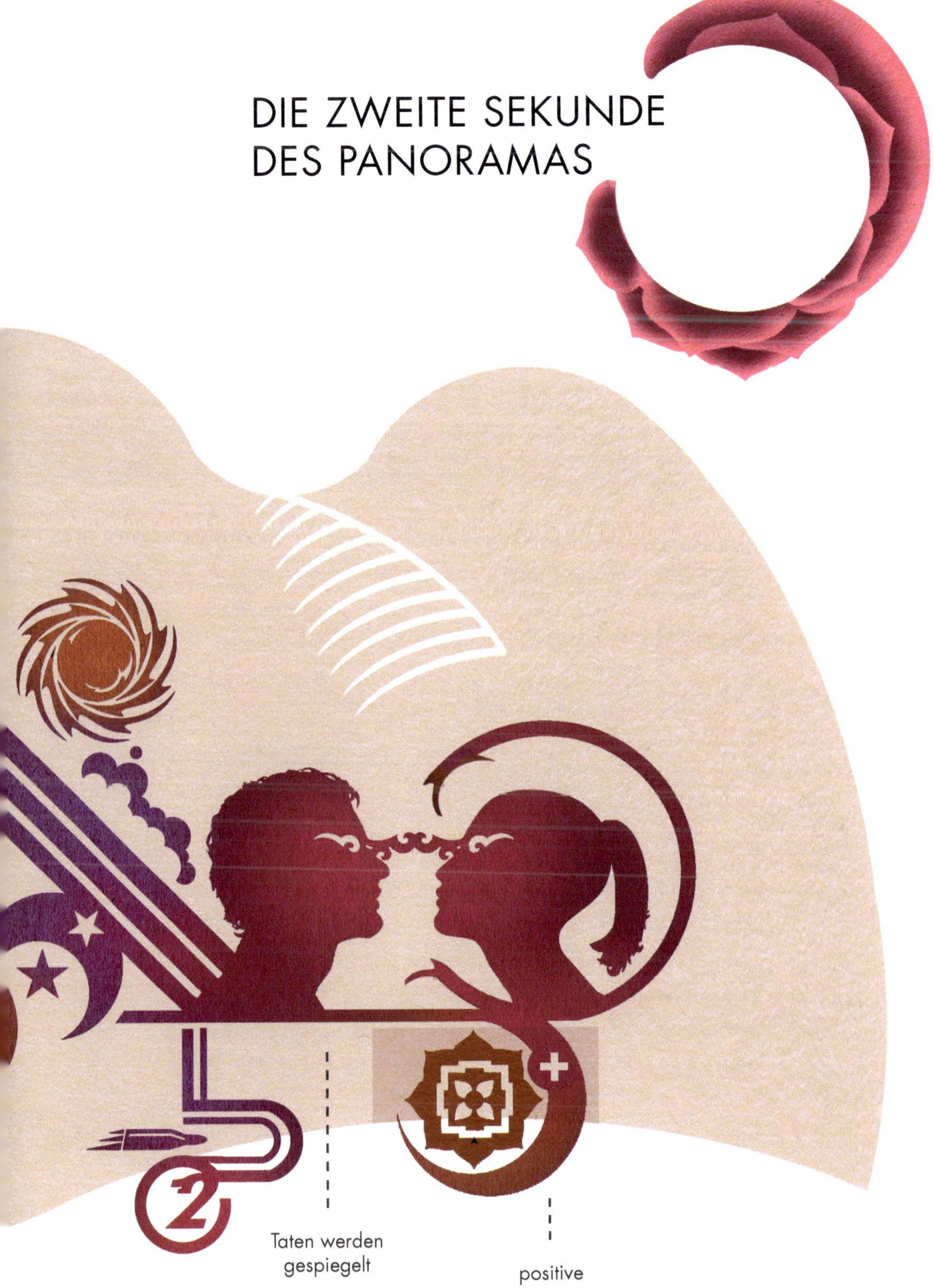

Dritte Sekunde: Mein Urteil

»Die Kraft deines Urteils ist der einzige Feind, den du hast.«

»Es gab einmal einen Räuber, der die Gewohnheit hatte, immer wieder Ahara (»Bring die Beute!«) und Prahara (»Schlag sie nieder!«) zu rufen. Zum Glück für diesen Räuber ist die Silbe Har, die in diesen Worten vorkommt, einer der Namen des Gottes Shiva und auch ein Pran-Sutra. Eines Tages, als der alt gewordene Räuber auf seinem Sterbebett lag, murmelte er noch immer seine Lieblingsworte: Ahara und Prahara. Yama, der Gott des Todes, der diese Worte hörte, dachte, dass der Räuber Shiva anrief, und traute sich nicht, den bösartigen Mann mit in die Unterwelt zu schleppen. Shiva hörte davon und erschien dem sterbenden Räuber. Er bot an, dessen Leben zu retten, wenn er seine Sünden bereuen würde. Der Räuber war äußerst dankbar, bereute seine Sünden und begann von da an bis zu seinem Tod, ein tugendhaftes Leben zu führen. Darauf erlaubte ihm Yama sogar, als König wiedergeboren zu werden.«[9]

Yama kann man offensichtlich auch einmal täuschen oder mit ihm verhandeln. Leider ist es aber nicht dieser Richter aus der indischen Mythologie, der deine Seele, nachdem er den entsprechenden Eintrag in seinem »Buch der Bestimmungen« überprüft hat, in eine seiner vielen Himmel oder Höllen schickt. Die Realität ist viel schrecklicher: Du beurteilst dich selbst! Niemand ist so gnadenlos mit dir wie du selbst und niemand so schwer über deine wahre Absicht zu täuschen.

In der dritten Sekunde des Panoramas vergleichst du deine Geburtsvision aus der ersten Sekunde schonungslos mit den Konsequenzen deines Handelns, die dir in der zweiten Sekunde klargeworden sind: »Was habe ich beabsichtigt? – Was habe ich erreicht?«

Manche Subtil-Körper kommen so schief, krumm und niedergeschlagen aus diesem Vergleich heraus, dass sie kaum noch in der Lage sind, ihre Transformation weiterzuführen. Sie bleiben dann in der untersten Schicht des Äthers hängen, in der wenig oder gar keine Entwicklung stattfinden kann.[10] Deshalb ist es ratsam, um diesen Schritt des Sterbeprozesses vorzubereiten, dich bereits während deines Lebens ernsthaft darin zu üben, tolerant zu sein und zu verzeihen.

EMPFOHLENE MEDITATION 7

Verzeihen lernen

ERKENNTNIS, LOSLASSEN UND ABSCHIED

»Versuche, in der Welt der Abhängigkeiten wach und entspannt zu bleiben.«

»Ich sah und fühlte, wie sich meine Seele aus meinem Körper erhob. Eine Weile lang beobachtete ich einfach meinen Körper. Als es passierte, merkte ich nicht, dass ich gestorben war. Ich erinnere mich, dass ich versucht habe, mit Leuten zu reden, aber sie antworteten mir nicht. Damals dachte ich, warum hören sie mir nicht zu? Ich sah die Leute von oben, als ob ich schwebte. Die Zeit schien sich zu verlangsamen. Es war ein sehr fremdes Gefühl, als ob ich zwischen den Welten oder Realitäten gefangen war, ein Gefühl, das ich niemals vergessen werde.«[11]

Nach den materiellen, feinstofflichen und mentalen Verwandlungen des Hinübergehens schwebt dein Subtil-Körper aus deinem alten Körper heraus. Wenn das Panorama des Lebens dir nicht allzu sehr zu schaffen gemacht hat, fühlst du dich dabei wunderbar. Da dein Subtil-Körper Form und Funktion deines alten Körpers übernommen hat, fühlt sich alles ziemlich »normal« an, außer dass jegliche Erschöpfung, Krankheit oder Behinderung, die dich vor deinem Tod beeinträchtigt haben mag, verschwunden ist.

Wenn du dann deinen alten Körper, den du gerade verlassen hast, dort unten leblos liegen siehst und mit anhörst und siehst, wie deine Angehörigen um dich trauern, versuchst du natürlich als Erstes, deinen Lieben zu vermitteln, dass du nicht tot bist. Zu deiner Bestürzung wirst du aber feststellen, dass deine Worte nicht zu ihnen vordringen. Auch berühren kannst du sie nicht – deine Hände und dein Körper gehen direkt durch sie hindurch.

Drei Schritte müssen jetzt gemacht werden, für die du allerdings einige Tage Zeit hast: Erkennen, Loslassen und Abschiednehmen.

Der erste Schritt ist die Erkenntnis »Ich bin gestorben«. Vielleicht wird dir das leichtfallen. Es gibt aber Leute, die nach dem Übergang in eine Art verwirrten Traumzustand geraten, in dem es ihnen gar nicht klar ist, dass sie hinübergegangen sind – es betrifft besonders diejenigen, die durch einen Unfall überrascht wurden, oder die, die keine Vorstellung davon hatten, dass nach dem Tod noch etwas kommen könnte. Sie versuchen wieder in ihren alten Körper hineinzukommen, klammern sich an ihre Angehörigen, ihr Haus, ihren Besitz und ihre früheren Gewohnheiten und wollen ihr altes Leben fortsetzen. In solchen Fällen fängt die notwendige Reise des Subtil-Körpers durch die Äther-Welten gar nicht erst an, und die Seele bleibt im Magnetfeld der Erde hängen, wo sie sich nur mühsam, wenn überhaupt, weiterentwickeln kann. Damit dir das nicht passiert, gibt es einen klassischen Test, ein paar Fragen, die du dir stellen kannst, wenn du Zweifel hast, ob du noch unter den Lebenden weilst:

- Bin ich für andere nicht wahrnehmbar?
- Kann ich durch Wände hindurchgehen?
- Werfe ich keinen Schatten mehr?

Drei Mal »ja« bedeutet: Dann bin ich hinübergegangen!

Wenn du dir das eingestanden hast, kommt der nächste Schritt, nämlich deinen Partner oder deine Partnerin, Kinder, Freunde und Geliebte loszulassen. Der Schlussstrich, den das Panorama gerade hinter deine Erinnerungen gesetzt hat, ist dir dabei eine Hilfe – deshalb ist dieser Schritt für den Verstorbenen etwas leichter als für die Zurückbleibenden. Trotzdem braucht auch dieses Loslassen schon während deines Lebens eine Vorbereitung. Denn die Abhängigkeit von deinen Lieben kann deine Transformation beim Hinübergehen blockieren – mit unendlich frustrierenden Folgen.

Versuche deshalb, dir in deinen Beziehungen, so liebevoll sie auch sein mögen, und gleichwohl Verbindlichkeit und Verantwortlichkeit notwendig sind, trotzdem deine innere Unabhängigkeit zu bewahren. »Bis der Tod uns scheidet« – ja, der Tod wird uns scheiden, und der Weg ist letztendlich wichtiger als die Weggefährten.

So endgültig ist die Trennung beim Sterben allerdings auch wieder nicht. Viele deiner Verwandten und Geliebten wirst du in den Äther-Welten nach ihrem Tod wiedersehen – allerdings werden sie nicht unbedingt in der gleichen Beziehung zu dir stehen wie vorher.

Eine Ausnahme sind sehr innige Beziehungen, bei denen die Partner den Verschmelzungszustand erreicht haben und »eine Seele in zwei Körpern« geworden sind. Diese Seelen werden in den Äther-Welten und eventuell auch in späteren Inkarnationen immer zusammen auftreten, weil diese Beziehung, mit der später noch endlos viele andere Seelen ebenfalls verschmelzen werden, einen Schritt darstellt zur Einheit mit »Allem, Was Ist«.

Jetzt ist es an der Zeit für den letzten Schritt: Abschiednehmen. Der Subtil-Körper ist »nicht-lokal«, wie es in der Quantenphysik heißt – Raum ist also für dich jetzt relativ. Einfach dadurch, dass du an einen Platz oder einen Menschen denkst, kannst du dich in deinem Subtil-Körper sogleich dorthinbewegen, unabhängig davon, wo auf der Erde er sich befindet. Auf diese Weise kannst du dich selbst von Freunden, die in weiter Entfernung leben, verabschieden.

Und auch wenn die Nahestehenden dich nicht direkt hören können, gibt es doch Wege, sie zu erreichen. Mehrere meiner Freunde haben ein Licht gesehen, das aus dem Leichnam einer geliebten Person herausschwebend in ihr Herz kam und Trost und Liebe spendete. Andere haben Abschiedsworte in ihrem Kopf gehört. Selbst wenn deine Angehörigen dich nicht direkt wahrnehmen können, spüren sie deine Intention trotzdem als Ahnung oder in Träumen, und das tröstet sie.

Es ist auch kein Abschied für immer. Die Chance, sich später voller Freude wiederzubegegnen, wenn alle in den Äther-Welten angekommen sind, ist groß.

Eine gute Vorbereitung für den Prozess des Loslassens ist das Kofferspiel.

Das Kofferspiel

Die Vorbereitung:
Jeder Mitspieler schreibt auf elf Zettel oder Karteikarten – die elf Koffer – die elf Dinge, die ihm im Leben am wichtigsten sind, z.B. mein Sohn, mein Haus, meine Fähigkeit, Geige zu spielen, mein guter Ruf, meine Liebe zu meiner Partnerin, meine Bücher usw. Dann setzen sich alle Mitspieler einander gegenüber und legen ihre elf Zettel oder Koffer vor sich hin. Falte deine Zettel so, dass du den Text, der ja dem Kofferinhalt entspricht, lesen kannst, dein Gegenüber aber nicht. Am besten spielst du dieses Spiel mit zwei Personen, wobei einer von euch den folgenden Text vorliest.

Die Geschichte:
»Stelle dir vor, du brichst zu einer langen, wichtigen Reise auf. Es ist eine Forschungsreise, eine Pilgerfahrt, eine Reise zum Selbst. Du bist aufgeregt und gespannt, was dich erwartet. Du hast ein Taxi für die Fahrt zum Bahnhof bestellt. Als das Taxi kommt, stellt sich aber heraus, dass nur neun deiner Koffer hineinpassen.«

Dein Gegenüber nimmt nun willkürlich zwei deiner Koffer und wirft sie weg. Du zerstörst auch zwei seiner Koffer. Schau, welche deiner Koffer verschwunden sind. Wie fühlst du dich? Kannst du loslassen, was in den Koffern war?

»Dann kommst du am Bahnhof an. Über die Geschichte mit den nicht passenden Koffern hast du doch erheblich Zeit verloren. Der Zug steht schon im Bahnhof und ist bereit, abzufahren. Wie besessen

versuchst du, deine neun Koffer einzuladen. Aber bevor du fertig bist, fährt der Zug los. Du kannst gerade noch einsteigen, aber zwei Koffer bleiben auf dem Bahnsteig zurück.«

Wieder nehmt ihr euch einander willkürlich zwei Koffer ab. Welche Koffer sind weg, und wie fühlst du dich damit?

»Der Zug fährt den ganzen Tag und die ganze Nacht. Du schläfst, so gut oder schlecht es geht, im Sitzen ein. Als Erstes nach dem Aufwachen zählst du deine Koffer. Zu deinem großen Entsetzen merkst du, dass während der Nacht zwei Koffer gestohlen wurden.«

Wieder nehmt ihr euch jeweils zwei Koffer weg. Du hast jetzt noch fünf übrig. Wie geht es dir damit?

»Schließlich kommst du in einer Kleinstadt am Fuße eines großen Berges an, der deiner endgültigen Bestimmung am nächsten liegt. Du wirst von einer kleinen Kutsche abgeholt. Es passen leider nur drei Koffer in den Gepäckraum.«

Dein Mitspieler entfernt zwei Koffer. Welche zwei? Wie fühlst du dich jetzt? Kannst du sie loslassen?

»Die Kutsche bringt dich dorthin, wo ein Pfad zum Gipfel des Bergs führt. Mühsam schleppst du deine letzten drei Koffer hoch – einen auf dem Rücken und einen in jeder Hand, bis du an eine äußerst schmale Fußgängerbrücke kommst. Die Brücke ist so schmal, dass du nur einen Koffer, auf den Rücken geschnallt, mitnehmen kannst.«

Auch von deinen letzten drei Koffern werden zwei weggenommen. Was enthalten sie? Kannst du das loslassen?

»Höher und höher steigst du auf den Berg. Die Stimmung ist sehr erhaben. Du fühlst dich erschöpft und gleichzeitig sehr wohl. Schließlich kommst du an eine goldene Pforte, der Eingang zu deiner endgültigen Bestimmung. Du bist froh, sie erreicht zu haben – bis du das kleine Schild an der Pforte entdeckst: ›Eintritt nur ohne Gepäck‹. Du lässt deinen letzten Koffer stehen und gehst hindurch.«

Betrachte deinen letzten Koffer noch einmal. Dann wird er dir weggenommen. Kannst du damit gut umgehen? Wie fühlst du dich ohne deinen Koffer? Kannst du alles, was auf den Zetteln stand, wirklich loslassen? Was war am schwersten loszulassen?

EMPFOHLENE MEDITATION 8

Den Tod beherrschen

LETZTE REISEVORBEREITUNG

»Wenn dein Prana aus dem Scheitelpunkt herausfließt, chante dein Pran-Sutra.«

»Godse zog einen kleinen Revolver aus seinem Hemd. Er feuerte dreimal aus kürzester Entfernung auf Gandhi, der sich, wie es seine Gewohnheit war, bei seinem Spaziergang auf seine beiden Nichten stützte. Zwei Kugeln rissen sich in seinen Bauch, eine in seine Brust. Ohne Überraschung oder Schmerz zu zeigen, faltete er friedlich seine Hände und flüsterte: ›Ai, Ram, Ram.‹ Dann fiel er langsam nach hinten auf den Boden.«[12]

Jetzt bist du so weit, dass du deine Reise durch die Äther-Welten anfangen kannst. Du warst hier zwar schon oft in deinen Träumen – aber viel Kontrolle hattest du dabei nicht gerade. Während dein Geist wild an den Assoziationsketten seiner Synapsen entlangirrte, rief er meistens ohne Plan oder Klarheit Bilder, Landschaften und Ereignisse hervor. Diesmal wird deine Reise eine ganz andere Erfahrung – langfristiger, beherrschter und ruhiger. Und je weniger du dabei in einem Traumzustand bist, umso besser.

Dabei kannst du dir eine besondere Eigenschaft des Äther-Elements zunutze machen. Der feinstoffliche Äther, der in jeder Hinsicht beim Prozess des Hinübergehens tragend ist, hat eine besondere Beziehung zum Gehörsinn.

Das macht es so beruhigend, während des Sterbens und während der ganzen Reise in die Äther-Ebenen zu singen bzw. Mantras zu chanten. Dabei ist deine physische Stimme, die durch deine Stimmbänder produziert wird und daher offensichtlich nach dem Sterben nicht mehr benutzt werden kann, natürlich nur am Anfang brauchbar.

Deshalb ist es wichtig, das Chanten dieser Mantras innerlich zu üben, und zwar mit der feinstofflichen Stimme, die du jetzt auch in deinem Kopf hörst, wenn du denkst. Die innere Stimme wird beim Übergang immer präsent sein. Du kannst sicher sein, dass Mahatma Gandhi, nachdem der Tod seine Stimmbänder blockierte, weiterhin das Mantra RAM RAM mit seiner inneren Stimme gesungen hat.

Mantras, die besonders für den Sterbeprozess geeignet sind, heißen *Pran-Sutra*, »Energiefaden« – wer diesem Faden folgt, wird während des Übergangs nicht in Verwirrung geraten.

Die Auswahl eines Pran-Sutras ist nicht auf eine bestimmte Religion oder spirituelle Schule beschränkt. Die Pran-Sutras, die ich meinem Vater zur Auswahl vorgeschlagen habe, kommen aus seiner eigenen, christlichen Tradition und sind geprägt von der Vorstellung eines allmächtigen Gottes, der einen Menschen zu sich ruft:

- AMEN
Übersetzung: »So sei es«. Pran-Sutra der Hingabe, das dir hilft, den Ruf Gottes anzunehmen.
- HALLELUJA
Bedeutung: Lobpreisung Gottes. Pran-Sutra der Freude, das dir hilft, dem Übergang des Sterbens freudvoll zu begegnen, weil es dich dichter an deinen Gott heranbringt.
- KYRIE ELEISON
Übersetzung: »Herr, erbarme dich«. Pran-Sutra gegen Angst, mit dem du Gott um Erbarmen und Unterstützung bittest.

Die Pran-Sutras des Kundalini-Yoga haben eine etwas andere Wirkung beim Übergangsprozess. Sie sind von der Vorstellung geprägt, dass das Göttliche sowohl in dir als auch außerhalb von dir existiert. Vier kurze Mantras sind besonders als Pran-Sutras[13] geeignet:

- HARI

Übersetzung: »Göttliche Schöpfungskraft«. Pran-Sutra für Menschen, die schwierige Aufgaben und ein schweres Karma in diesem Leben lösen sollten und dies nicht ganz geschafft haben. Das Mantra hilft dir während des Übergangsprozesses, bei dem du mit dieser Problematik konfrontiert werden wirst, durchzuhalten und dich auf deine innere göttliche Kraft zu beziehen.

- SAT NAM

Übersetzung: »Wahre Identität«. Pran-Sutra, mit dem du die neue Realität, die dir nach dem Tod begegnet, begrüßt. Du freust dich auf ein Wiedersehen mit all deinen alten Freunden und Verwandten, die bereits vor dir gestorben sind und die dich während des Übergangs begrüßen und unterstützen. Du rufst damit auch die jenseitigen Helfer und Verwandte, die den Übergangsprozess begleiten können.

- WAHE GURU

Übersetzung: »Ekstase vom Dunkeln zum Licht«. Pran-Sutra für diejenigen, die voller Vertrauen und sogar Vorfreude sterben. Dieses Mantra macht es manchmal möglich, die herausfordernden Erkenntnisse des Panoramas des Lebens zu überspringen.

- RAM

Übersetzung: »Göttliche Fürsorge«. Pran-Sutra für diejenigen, die den letzten Übergang wie ein Aufgehen in eine liebevolle, schützende, allumfassende göttliche Realität sehen.

Meditation auf dein Pran-Sutra

Suche dir ein Mantra aus diesem Kapitel oder ein vergleichbares Wort aus deiner Religion oder Weltanschauung aus, das du später bei deinem Übergang benutzen möchtest.
Sitze in einfacher Haltung mit gekreuzten Beinen auf dem Boden oder gegebenenfalls zur Unterstützung des Rückens auf einem Kissen. Du kannst auch auf einem Stuhl sitzen und die Beine nebeneinander aufstellen, die Füße haben einen guten Kontakt zum Boden. In beiden Fällen ist dein Rücken möglichst gerade, die Hände liegen entspannt auf den Knien oder Oberschenkeln. Wenn es nicht anders geht, kannst du gerne auch in der Rückenlage üben, die Hände liegen dann neben dem Körper.
Schließe deine Augen und richte deinen inneren Blick auf den Punkt zwischen den Augenbrauen. Atme tief ein. Chante oder sprich langsam das Pran-Sutra, das du gewählt hast. Nachdem du ein paar Mal auf diese Weise hörbar gechantet hast, versuche den Rest der Übung nur noch mit deiner inneren, feinstofflichen Stimme zu chanten.
Dauer: 3–7 Minuten

Es wird empfohlen, diese Praxis 40 Tage lang täglich auszuführen. Im Yoga gibt es die Vorstellung, dass unser Geist in 40 Bereiche unterteilt ist, die jeweils für eine bestimmte Grundstimmung stehen. An jedem Tag ist ein anderer dieser Bereiche dominant. Wenn du eine Technik 40 Tage ohne Unterbrechung ausführst, schließt und verankert sich damit die Kette. Du hast dann in dir selbst eine Prägung erreicht, die haften bleibt und auf die du dich auch später noch stützen kannst. Trotzdem ist es gut, diese Prägung ab und zu aufzufrischen und eine weitere 40-Tage-Runde deines Pran-Sutras zu vollziehen.

SIEBZEHN TAGE GEFAHR

»Das Universum dreht wie des Töpfers Rad,
und davon fliegen Engel und Dämonen.«[14]

»Die Ebene wimmelte, ja sie war gedrängt voll mit Horden körperloser Wesen … Und es waren die enttäuschtesten, ärgerlichsten und rundum elendsten Wesen, die ich jemals gesehen hatte … Überall waren die Menschen scheinbar dazu verdammt, einen Kampf miteinander zu führen, sie krümmten sich, schlugen sich, kämpften wie wild … Obwohl sie buchstäblich übereinanderzuliegen schienen, war es doch so, als ob jedermann in die Luft schlug; schließlich erkannte ich natürlich, dass sie sich nicht wirklich berühren konnten, weil sie ja keine Körper hatten …«[15]

Die Chance ist groß, dass du gleich nach den Verwandlungen deines Körpers und deines Bewusstseins[16] mit deiner Reise in die Äther-Welten anfängst. Verweile höchstens noch ein paar Tage, um dich zu verabschieden und vielleicht noch die Bestattung oder Verbrennung deines früheren Körpers mitzuerleben.

Obwohl es bis zu siebzehn Tage nach deinem Tod möglich bleibt, das Magnetfeld der Erde zu verlassen, ist es nicht empfehlenswert, mehr als ein paar Tage noch in der Umgebung deines alten Körpers und deiner für dich jetzt unerreichbar gewordenen Freunde und Verwandten zu verweilen. Du befindest dich nämlich jetzt in der Null-Ebene der Äther, die den physischen Planeten Erde unmittelbar umgibt, und je länger du hier bleibst, desto wahrscheinlicher begegnest du den Bewohnern dieser Ebene und kannst in deren Treiben verwickelt werden.

In dieser untersten Äther-Schicht befinden sich die Seelen, die sich nicht von der Anziehungskraft der Erde lösen konnten. Nach einem verwirrenden und traumatischen Sterbeprozess voller Angst haben sie sich beim Panorama des Lebens stark verurteilt und sind ins Taumeln geraten. Sie haben nicht verstanden, dass sie gestorben sind, und es war ihnen nicht möglich, sich von ihrem alten Körper und ihren Verwandten zu trennen. Noch immer klammern sie sich an die Lebenden und versuchen verzweifelt, an deren Leben teilzuhaben, sich an deren Energie zu laben und deren Entscheidungen zu beeinflussen. Eine echte Beteiligung am Leben der Menschen auf der Erde ist aber nicht möglich, da die Lebenden sie nicht wahrnehmen und nicht mit ihnen kommunizieren können. Diese frustrierten Seelen nennen wir »hungrige Geister«.

Obwohl sich einige von ihnen zu düsteren, zuweilen dämonischen Wesen entwickelt haben, manche noch immer in dem Haus, in dem sie früher gewohnt haben, herumspuken und andere immer wieder neurotisch die Umstände ihres Todes durchspielen, sind viele nur noch kleine Bewusstseinsfunken, die jegliche Form des Subtil-Körpers verloren haben und mehr oder weniger ziellos umherschwirren.

Keine Angst: Wenn du dich ernsthaft deiner Bewusstseinsentwicklung widmest, ist die Chance gering, dass du als »Geist« auf dieser untersten Äther-Ebene steckenbleibst. Allerdings gibt es zwei Dinge, die du vor deinem Tod organisieren solltest, um das Risiko noch zu verringern. Erstens ist es wichtig, deinen alten Körper nicht bestatten, sondern verbrennen zu lassen, weil das die Gefahr, dich an deinen physischen Körper zu klammern, verringert. Zweitens hilft es, deine Angehörigen zu bitten, während der ersten siebzehn Tage nach deinem Tod das Mantra AKAL[17], »unsterblich«, zu singen. Das Mantra erinnert dich daran, dass deine Seele unsterblich ist, was dich wiederum ermutigt, während dieser siebzehn Tage, in denen das noch leicht möglich ist, deine Freunde und Verwandten loszulassen und weiterzugehen.

EMPFOHLENE ÜBUNGSREIHE 9

Unterbewusste Depression bei der Wurzel packen

DURCH DEN TUNNEL

»Auf deiner Reise durch das Magnetfeld der Erde wirst du Begleitung haben.«

»Offenbar lag ich auf einer Liege in der Intensivstation, als ich plötzlich merkte, wie ich aufstand und begann, mich durch einen sehr weiten Tunnel zu bewegen. Ich konnte die Seitenwände zwar nicht wahrnehmen, hatte aber trotzdem den Eindruck, dass es ein Tunnel war. Ich hatte außerdem das Gefühl, mich sehr schnell zu bewegen, obwohl ich keinen Wind an meinem Gesicht spürte. Ich wusste, dass ich irgendwohin auf dem Weg war, aber ich wusste nicht wohin. Am Ende des Tunnels erwartete mich etwas, dessen war ich mir sicher, und ich konnte es kaum abwarten, dorthin zu gelangen. Es schien mir nichts Großartigeres als das zu geben, was am Ende des Tunnels existierte. Vergiss den Körper, vergiss das Leben – alles, was ich wollte, war, das Ende zu erreichen.«[18]

Wie soll das gehen, in die höheren Ebenen der Äther zu reisen und die Barriere des irdischen Magnetfelds zu überwinden? Die Antwort ist einfach. Es gibt einen Tunnel, oder besser gesagt, ein Tunnel streckt sich nach dir aus, um dich abzuholen.

So bald du dich von der Anziehungskraft deines alten Lebens gelöst hast, öffnet sich über deinem Kopf eine wirbelnde Spirale mit einem Tosen, als würde ein Gong mit vielen dichten, kräftigen Schlägen zum Vibrieren gebracht. Wenn du in diesen wirbelnden Trichter hineinschaust, siehst du am anderen Ende ein wunderbares Licht, das anziehend auf dich wirkt. Manchmal stehen hier Lichtwesen, oder vielleicht winken deine vor dir hinübergegangenen Verwandten oder Freunde, die dich begrüßen und bereit sind, dich durch den Tunnel zu begleiten. Sobald du in dir den Wunsch verspürst, diesen Tunnel, der zuweilen auch als Brücke oder Spirale beschrieben wird, zu durchqueren, zieht dich eine unsichtbare, aber unwiderstehliche Kraft hindurch zum Licht.

Willkommen in deinem Zuhause! Die schöne Welt, die du nun betrittst, mit ihren sprechenden, strahlenden Farben, durch die alles von innen zu leuchten scheint, ist dir sehr vertraut.

Die Reise, die mit deinem Übergang angefangen hat, geht jetzt erst richtig los. Sie wird dich durch verschiedene Ebenen des »blauen Äthers« führen, wie die Astralwelt im Kundalini-Yoga genannt wird.

EMPFOHLENE ÜBUNGSREIHE 10

Die irdische und die ätherische Ebene miteinander verbinden

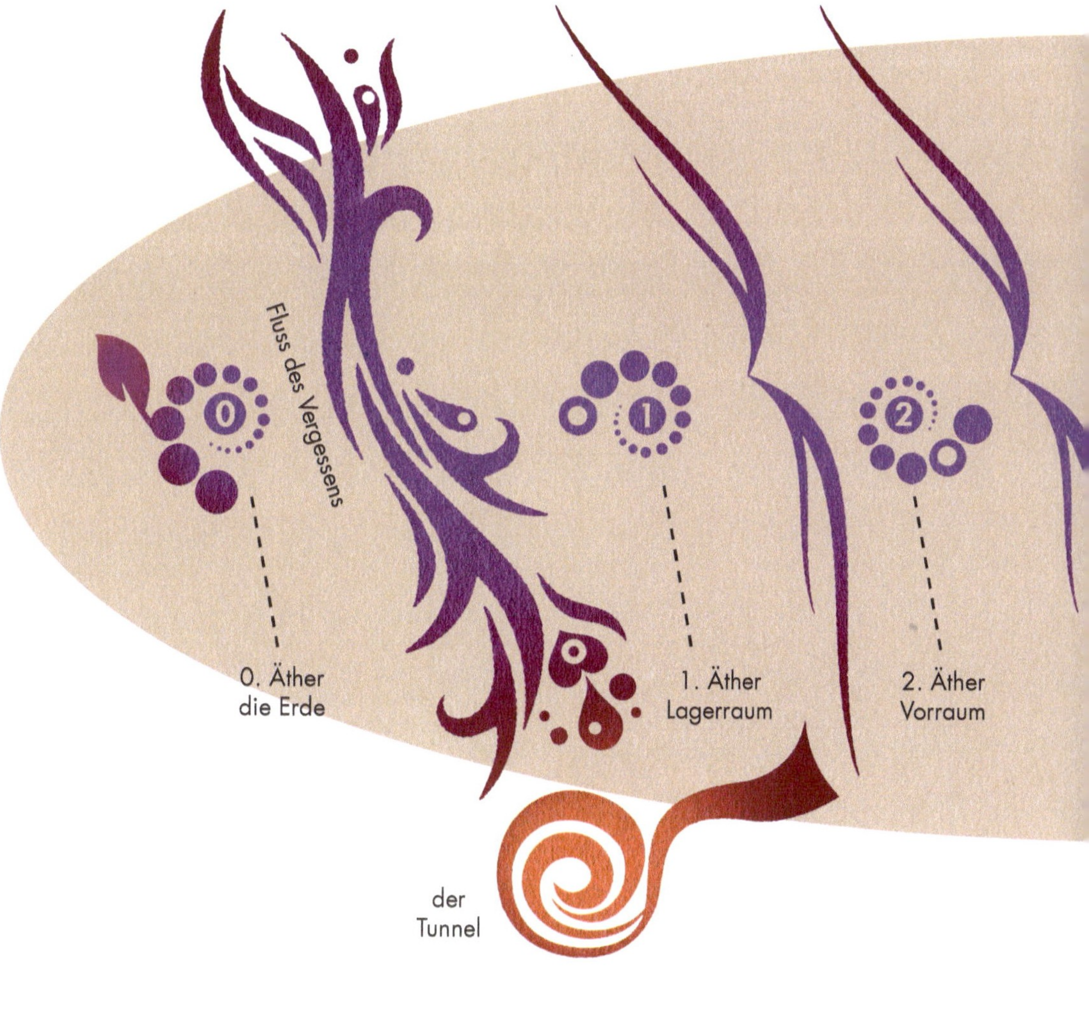

Fluss des Vergessens
0. Äther
die Erde
1. Äther
Lagerraum
2. Äther
Vorraum
der
Tunnel

DIE FÜNF SCHICHTEN DES ÄTHERS

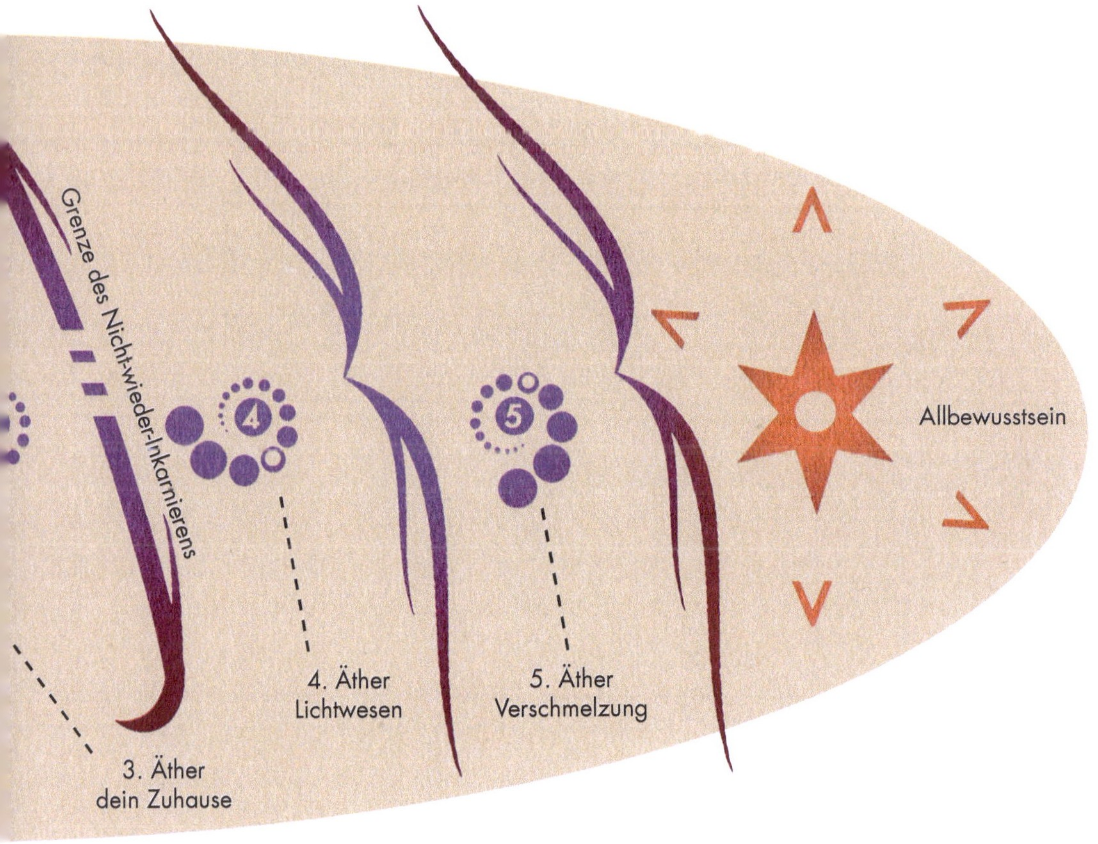

ERSTER ÄTHER: DER LAGERRAUM

»Jedes Wort, das du sagst, wird in der Akasha-Chronik gespeichert.«

»Es ist unmöglich, dieses Wissen nach einer Nahtoderfahrung zurück zur Erde zu bringen. Es ist einfach zu viel für unser Gehirn, das alles aufzunehmen und zu verarbeiten. Jemand, der eine Nahtoderfahrung hatte, sagte, er müsse regelmäßig sein Gehirn ausruhen lassen, weil er fühlte, dass er zu viel Information erhalten hatte. Diese Information kommt aus einer Umgebung, die vollkommen anders ist als das, was wir während unseres Lebens in unserer vierdimensionalen Welt erlebt haben. Dieses Wissen kommt in der Form direkter Bewusstheit.«[19]

Wenn du aus dem Tunnel kommst, findest du dich in einer wunderschönen Landschaft mit Wiesen, Blumen und Bäumen wieder. Dieser Ort kann allerdings sehr unterschiedlich wahrgenommen werden – für manche ist er auch nur ein hell erleuchteter Platz mit verschiedenen Türen. Während du dich über die schöne Umgebung freust, geschieht gleichzeitig eine deutliche innere Umstellung, die mit dem Panorama des Lebens große Verwandtschaft hat.

Dein Gedächtnis, das bisher fast ausschließlich auf die Erinnerungen begrenzt war, die du in deinem gerade abgeschlossenen Leben gespeichert hattest, erweitert sich. Plötzlich wirst du dir darüber bewusst, wer du wirklich bist – du erkennst deine wahre Größe. Dir fallen die Erinnerungen vieler vergangener Leben wieder ein, Schlüsselerfahrungen, abgeschlossenes sowie noch nicht verarbeitetes Karma. Das vor deiner letzten Geburt abgelegte Wissen tritt wieder an die Oberfläche, was nicht immer einfach ist, wie das folgende Gedicht zeigt.

»Unsere tiefste Angst ist nicht,
dass wir ungenügend sind.
Unsere tiefste Angst ist,
über das Messbare hinaus kraftvoll zu sein.
Es ist unser Licht, nicht unsere Dunkelheit,
das uns am meisten Angst macht.
Wir fragen uns, wer bin ich, mich brillant,
großartig, talentiert, phantastisch zu nennen?
Aber wer bist du, dich nicht so zu nennen?
Du bist ein Kind Gottes.
Dich selbst klein zu halten,
dient nicht der Welt.«[20]

EMPFOHLENE ÜBUNGSREIHE 11

Das Gehirn synchronisieren

ZWEITER ÄTHER: DER VORRAUM

»Du wirst Frieden haben,
und alles Leid wird verschwinden.«

»Alles war hell, klar und leuchtend. Es gab keine trüben Farben. Alle Farben waren lebendig, sie zeigten sich fast explosiv. Selbst die Blumen am Wegesrand waren lebendig und schön. Und es gab eine Musik –

Worte können die Schönheit, Einfachheit und Erhabenheit dieser Klänge nicht beschreiben. Die Musik war weder laut noch leise, einfach ein friedlicher, alles durchdringender Klang, der jeden Teil meiner Seele berührte ... Langsam ging ich den Weg entlang, eingetaucht in diese wunderbare Musik, während ich mir die schönen Farben und Leute anschaute. Je weiter ich kam, umso stärker und wärmer schien das Licht zu werden ...«[21]

Strahlende Farben, wunderbare Musik, liebevolle Menschen in schöner Kleidung, ein Gefühl von Erhabenheit – woran lässt dich das denken? An den Himmel? Ans Paradies? Die Ebene des zweiten Äthers hat die Funktion eines Raums oder eines Ortes, an dem man sich nach einer strapaziösen Reise und vor dem Aufbruch zu neuem Erleben ausruhen kann.

Wenn du hier ankommst, hast du, wie die meisten Menschen, wahrscheinlich keine Ahnung davon, was mit dir passiert ist. Du kannst in dieser Phase ausgiebig mit deinen vor dir gegangenen Verwandten und mit den dich begleitenden Lichtwesen reden, die dich aufklären und deine weiteren Möglichkeiten mit dir zusammen anschauen werden. Es gibt hier auch Seelen, die auf dem umgekehrten Weg sind und auf eine Wiedergeburt warten, die sich gerne mit dir austauschen wollen.

Endlich kannst auch du dich ausruhen. Nach den Strapazen des Lebens und des Sterbens, des Panoramas und der Überquerung des Magnetfeldes brauchen viele Seelen zunächst eine Erholungspause. In einer wunderschönen Landschaft gibt es Gesellschaft und Fürsorge und Zeit, um sich an die neue Situation anzupassen. Der zweite Äther ist der Ort, um sich zu regenerieren, neue Kraft zu tanken und sich zu reinigen, bevor der Weg weitergeht. Du kannst hier so lange verweilen, wie du möchtest.

Wir wissen viel über diese Ebene, weil die meisten Menschen, die Nahtoderfahrungen haben, nur bis hierhin kommen. Hier hören sie die Stimme oder spüren die Kraft, die sie wieder zurück auf die Erde schickt. Es gibt zwar einige, die tiefer in den blauen Äther vorgedrungen sind, bevor sie wiedergekommen sind, aber sie sind eher Ausnahmen.

Lass uns annehmen, dass sich dein Weg fortsetzt. Selbst wenn du gehört haben solltest, dass es in den folgenden Ebenen nicht unbedingt so schön, harmonisch und entspannt bleiben wird wie auf der zweiten Ebene, wirst du irgendwann das Bedürfnis spüren, dich weiterzuentwickeln und mehr zu erfahren. Sobald dein innerer Drang, dich wieder auf die Reise zu begeben, stark genug ist, wird dir gezeigt werden, wo es weitergeht.

Dann begib dich auf den Weg.
Irgendwann kommst du an eine Weggabelung …

ZUM DRITTEN ODER VIERTEN ÄTHER?

»Wähle den beschneiten Pfad.
Der wird dich zur Befreiung führen.«

»Als wir den Gipfel erreichten, hatte ich großen Durst und begab mich auf die Suche nach einem Ort, an dem ich Wasser trinken konnte. Das Trinken des eiskalten Wassers war die letzte körperliche Handlung, der ich mir bewusst war.

Als Nächstes nahm ich wahr, wie ich in einer Kuppel aus Licht lag. Licht strömte aus jeder Richtung, und ich begann, das Panorama meines Lebens zu sehen, von meiner Geburt an bis zum heutigen Tag, an dem ich zur Grotte des Vaishnu Devi emporgeklettert war. Schließlich kam ich an den Punkt der Panorama-Schau, an dem ich mich selbst sah, während ich diesen letzten Schluck Wasser trank.

Dann sprach eine Stimme zu mir: ›Jetzt treffe deine Entscheidung.‹ Kurz darauf fühlte ich mich in einem zylindrischen Schacht aus Licht getragen, der mich wie ein Fahrstuhl herunter auf die Erde trug. Je weiter ich kam, desto ruhiger und angenehmer wurde es, bis es außergewöhnlich angenehm wurde, wie ein Zustand der Ekstase. Schließlich sah ich eine Öffnung, als ob ich zum Ende eines Tunnels käme. Hier strahlte das Licht aus allen Richtungen.

Die Stimme meldete sich wieder, um mir zu sagen, dass ich meinen Weg wählen sollte. Es gab zwei Wege, die ich gehen konnte: Die eine Seite war warm und gemütlich, wie ein Zuhause, die andere Seite glich einem beschneiten Berggipfel, beschienen von glitzerndem Sonnenlicht. Wieder sagte die Stimme: ›Du musst dich entscheiden, welchen Weg du gehst.‹ Auf beiden Seiten konnte ich die magnetische Anziehungskraft meiner Vorfahren spüren.

In dem Moment blieb ich stehen und dachte: ›Nein, ich gehe in keine Richtung. Dieser Ort, an dem ich bewusstlos geworden bin, ist ein heiliger Ort, und wenn ich hier sterbe, könnten andere, die zu diesem heiligen Pilgerort kommen wollen, vielleicht ihr Vertrauen verlieren.‹ Ich verneigte mich im Gebet und sagte: ›Oh heilige Mutter, ich möchte dem Glauben der Leute nicht schaden.‹ Sie antwortete: ›Dann gehe zurück und verbreite den Glauben.‹

In dem Moment öffnete ich meine Augen. Ich sah, dass ich unter einem Stapel Decken lag und dass überall Leute um mich herum waren. Es gab eine ziemliche Aufregung, als ich begann, mich aufzurichten. Sie sagten mir, dass ich für tot erklärt worden war, und zwar schon vor mindestens 45 Minuten. Mir blieb nichts anderes übrig, als es zu glauben, zumal ein anwesender Arzt es bestätigte.«[22]

Dass jemand diese Weggabelung überhaupt wahrnehmen kann, ist bereits eine Auszeichnung. Die meisten Menschen werden die Möglichkeit gar nicht bekommen und einfach weiter in die dritte Ebene hineingehen. Die wenigen, denen diese Wahl angeboten wird, werden damit vor eine monumentale Entscheidung gestellt, die letzte und wohl auch wichtigste des ganzen Übergangs.

Wählst du den Weg, der zur warmen, gemütlichen Unterkunft führt, wo viele deiner Verwandten und Freunde auf dich warten und dich begrüßen wollen, dann landest du im dritten Äther, wie alle Leute, die die Weggabelung gar nicht gesehen haben.

Wählst du den Weg, der hoch und einsam in die Berge führt, wo der Schnee viel Licht reflektiert, und wo vielleicht auch einige deiner spirituell bewussten Vorfahren und Freunde und dein Yogalehrer am Anfang stehen, um dich zu umarmen, dann begibst du dich in den vierten Äther.

Der Unterschied ist dramatisch: Im dritten Äther wirst du mit deinem Subtil-Körper immer noch in einer menschlichen Form auf viele verschiedene Weisen weiter an dir selbst und an deinem Karma arbeiten, bis du an einem gewissen Punkt nicht mehr weiterkommst. Dann wirst du wieder auf der Erde inkarnieren, weil das der einzige Weg ist, um entscheidende karmische Muster bearbeiten zu können.

Im vierten Äther wird sich allmählich die Form deines menschlichen Subtil-Körpers auflösen. Du wirst ein Lichtwesen, das die menschliche Form höchstens noch ab und zu annimmt, wenn es Menschen in den anderen Äthern oder auf der Erde helfen möchte. Durch deine Arbeit als Lichtwesen und Begleiter wirst du dich zwar noch immer weiterentwickeln, aber du brauchst dafür nicht mehr auf der Erde zu inkarnieren.

DRITTER ÄTHER: DEIN ZUHAUSE

»Die Erde ist ein Hotel, nicht dein Zuhause.«

»Ich bemerkte, dass die Landschaft allmählich immer vertrauter wurde. Es schien, als ob ich hier schon einmal gewesen war. Ich erinnerte mich, was auf der anderen Seite der Berge war. Dann, mit einer plötzlich aufwallenden Freude, wurde mir bewusst, dass hier mein wirkliches Zuhause war! Zurück auf der Erde war ich ein Besucher, jemand, der nicht reingepasst hatte, ein heimwehkranker Fremder. Mit einem Seufzer der Erleichterung sagte ich zu mir selbst: Gott sei Dank, ich bin wieder zurück. Diesmal werde ich bleiben!«[23]

Der Weg führt dich an einen sehr gemütlichen Ort, vielleicht vergleichbar mit einem Gasthaus in einer lieblichen Landschaft. Du erkennst eine Gruppe von Menschen, die vor dir gestorben sind, wie deine Eltern, Großeltern, alte geliebte Freunde und Verwandte. Sie winken und freuen sich, dich zu sehen. Das alles gibt dir das Gefühl, nach Hause zu kommen.

In vielerlei Hinsicht ist es auch so. Du kennst dich hier aus, du kennst die Menschen, die weite, schöne Landschaft, die kristallinen Gebäude, die Kommunikation über die innere Stimme. Rückblickend ist es eher die Erde, wo du gerade herkommst, die wie ein Hotel anmutet, vorläufig, nicht wirklich warm und persönlich. An diesem Ort liegt sehr viel mehr von deiner eigenen Geschichte, und es tut gut, wieder hier zu sein. Wenn du diesen Weg wählst, bist du für die nächste Zeit – und das können viele Jahre sein – in der »dritten Ebene des blauen Äthers«, in einer stimulierenden, vertrauten und wunderschönen Umgebung, in der du weiter an dir arbeiten kannst. Obwohl die Realität dieser Ebene weitaus größere Herausforderungen bietet, als es auf den ersten Blick scheint, gibt es dort viele kreative Projekte, und es bereitet Freude, sich darauf einzulassen. Da hier, anders als auf der Erde, weder Hunger noch Mangel existieren, besteht keine Notwendigkeit, den Lebensunterhalt zu verdienen. Der Geist ist hier nämlich viel mächtiger als auf der Erde. Alles, was du dir vorstellst, manifestiert sich sofort, und du kannst jedes materielle Bedürfnis ohne Probleme befriedigen.

Auch ist hier eine viel tiefere Liebe möglich als auf der Erde, weil dein Geist die Gedanken und Gefühle der Menschen direkt wahrnehmen kann. Deshalb gibt es größere Ehrlichkeit und Verbundenheit, und Lügen oder Illusionen sind unmöglich. Trotz der Fähigkeit zu einem umfassenden Verständnis, das mit dieser Verbundenheit einhergeht, sind natürlich deine Abneigungen manchem und manchen gegenüber ebenso sichtbar.

Die enormen Fähigkeiten des Geistes machen es wichtiger denn je, ihn zu reinigen und zu stärken, da sich nicht nur die besten Aspekte deiner Wünsche sofort manifestieren, sondern auch viel Unschönes. Zum Glück gibt es aber auf dieser Ebene Lehrer und individuellen Unterricht, die dir helfen, angemessener mit deinem Geist umzugehen. Diese Ebene des Äthers gleicht in vielerlei Hinsicht einer Schule. Und der wichtigste Stoff, den es zu erforschen und zu verstehen gilt, ist das Panorama deines letzten Lebens. Du wirst viel Zeit brauchen, um alle Taten und Erlebnisse des letzten Lebens zu analysieren und zu verstehen, und um Pläne zu machen, wie du es das nächste Mal besser machen kannst. Und irgendwann kommt dann die Zeit für ein neues Erdenleben …

EMPFOHLENE MEDITATION 12

Jedes Jahr deines Lebens reinigen

VIERTER ÄTHER: LICHTWESEN

»Der meditative Geist hat die Fähigkeit,
den Tod zu überwinden.«

»Ich begegnete hier keinen ›Körpern‹ in der Form unserer physischen Körper. Was ich ›sah‹, waren einige, drei oder vier – ich kann es nur so beschreiben – ›Essenzen‹, klar in der Substanz, wenn überhaupt Substanz da war. Unvergesslich war das Nichtvorhandensein von Zeit und Raum, also die Erfahrung von Zeitlosigkeit und Raumlosigkeit. Ich befand mich gleichzeitig in der ›Vergangenheit‹, der ›Gegenwart‹ und im ›Das, was sein wird‹. Es schien, als lägen die drei ›Zeit‹-Rahmen übereinander, etwa so wie verschiedene Filmstreifen, die übereinandergelegt werden.«[24]

Wenn du an der Weggabelung den anderen Weg wählst, den einsamen Weg in die Berge, dann führt er dich höher und höher, bis auch die beschneiten Berggipfel sich allmählich auflösen. So gelangst du auf die »vierte Ebene des blauen Äthers«.

Die Voraussetzung für den Eintritt in diese vierte Ebene ist, dass du die Herausforderungen des Lebens auf der Erde gemeistert hast – sonst zeigt sich der Weg gar nicht. Auf dieser Ebene brauchst du keine Inkarnationen auf der Erde mehr, um dich weiterzuentwickeln. Deshalb nimmt dein Subtil-Körper im vierten Äther normalerweise nicht mehr die menschliche Form an. Du siehst hier eher aus wie ein transparenter, leuchtender Stern. Du kannst aber noch immer die Form eines normalen Körpers annehmen, wenn du es für deine Aufgabe benötigst, die Seelen auf der Erde und auf anderen Ebenen zu führen und zu schützen.

Die Lichtwesen, die Verstorbenen bei ihrem Übergang helfen,

kommen von dieser Ebene. Es gibt sogar Seelen aus dem vierten Äther, die noch einmal freiwillig auf der Erde geboren werden, um als geistige Lehrer zu dienen, obwohl sie dort kein Karma mehr haben.

Das bedeutet aber nicht, dass deine Entwicklung, sobald du in diesen Bereich eintrittst, schon abgeschlossen wäre. Innerhalb des vierten Äthers gibt es noch viele Wachstumsprozesse, die mit Liebe, Einheit und Ausdehnung des Geistes zu tun haben.

EMPFOHLENE ÜBUNGSREIHE 13

Ein Lichtwesen werden

FÜNFTER ÄTHER: DAS FERNZIEL

»Der Tropfen gleitet zurück in den Ozean.«[25]

»Mein Feuer brennt für immer
Der Tod kann es nicht mehr berühren
Blendend!
Strahlendes Selbst
Überall rein-weiße Flammen
Ewig bleibend
Heute, morgen, immer
Mein Herz schlägt in göttlicher Einheit.«[26]

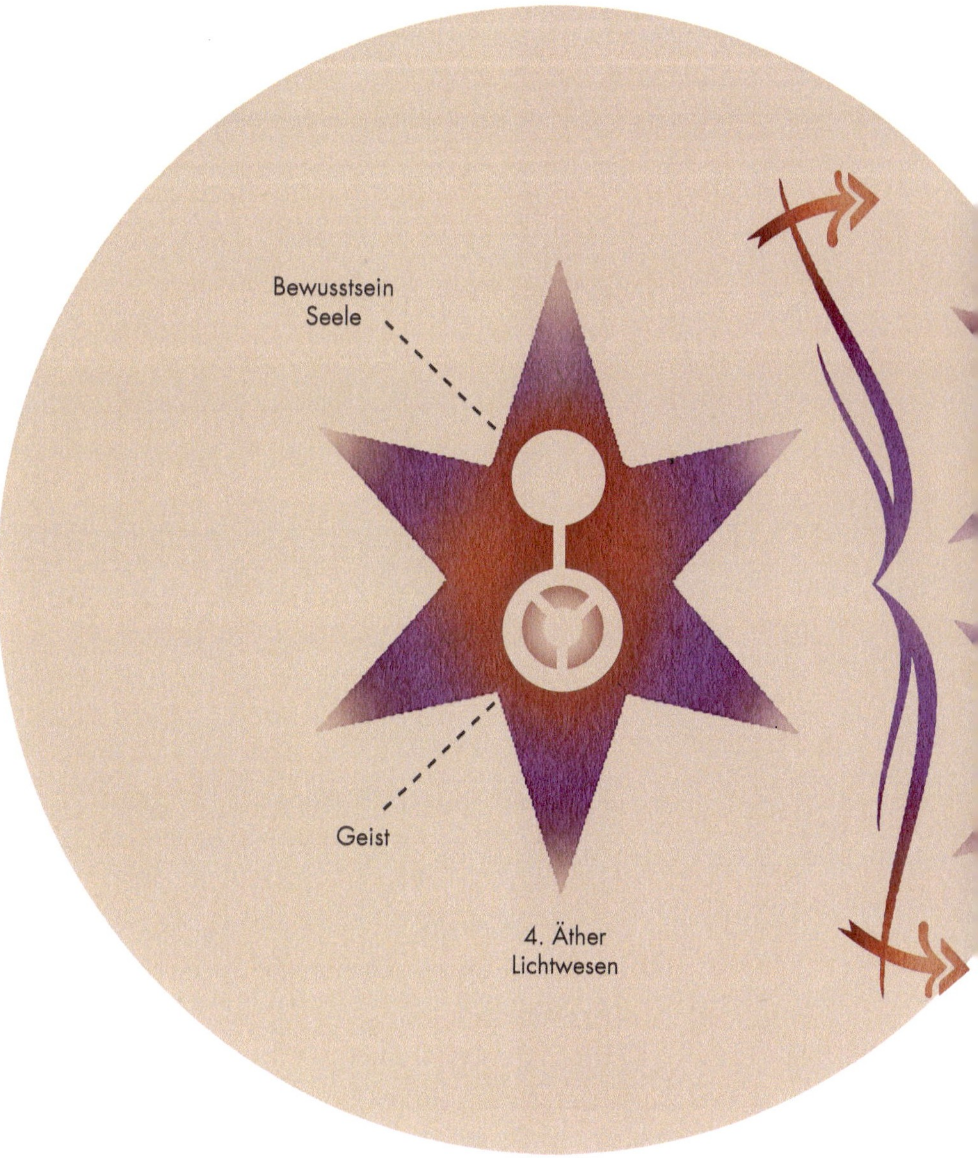
Bewusstsein
Seele
Geist
4. Äther
Lichtwesen

5. ÄTHER: DAS FERNZIEL

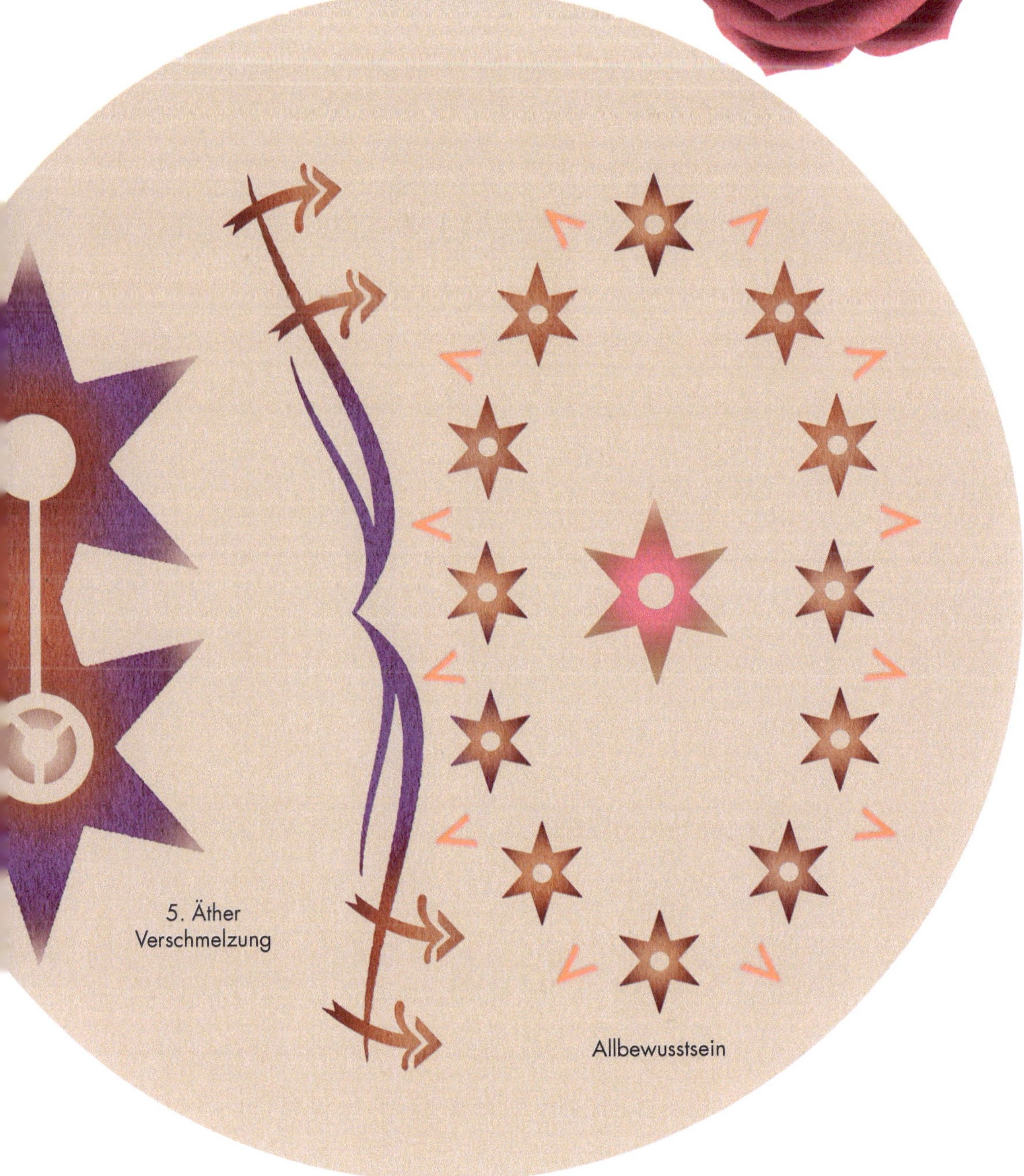

Nach einer langen Vorbereitung in der vierten Ebene des Äthers hört dein individuelles Selbst in der fünften Ebene in einem allmählichen Prozess endloser Verschmelzung mit anderen Seelen auf zu existieren. Deine Erinnerungen vermischen sich mit den Erinnerungen von immer mehr Seelen zu einem kompletten Weltbild. Du begreifst, dass alle Seelen, alles Bewusstsein eigentlich immer schon ein Wesen waren, ein Bewusstsein. Und überwältigende Liebe ist überall.

Weisheit und Intuition werden auf dieser Ebene vollkommen. Deine Seele trägt alle Geschichten aus ihren ganzen bisherigen Leben bei zu »Allem, Was Ist«. Und das Bewusstsein von »Allem, Was Ist« fließt in dein Bewusstsein hinein. Dein Subtil-Körper löst sich jetzt selbst auf, und damit verschwinden jegliche Grenzen um dich herum. Du wirst eins mit dem All-Bewusstsein, der Seele des Universums.

EMPFOHLENE MEDITATION 14

Für den direkten Zugang zur höheren Ebene des Äthers nach dem Tod

TRAUMREISE DES HINÜBERGEHENS

»Wir sind in diese Welt gekommen,
um unsere spirituellen Träume zu erfüllen.«

»Ich ging in den Tunnel hinein und erfuhr einen Lebensrückblick, der scheinbar nur ein paar Sekunden dauerte. Dann wurde ich durch ein liebevolles Lichtwesen zu dem schönsten Garten gebracht, den man sich erträumen kann. Wie können wir Schönheit beschreiben, die von innen kommt? Wie kann ein Künstler je das wunderbare Licht erfassen, das alles mit einem ewigen Glühen schmückt, das von innen nach außen strahlt? Das Gleiche ist wahr, wenn ich versuche, das Gefühl zu beschreiben, durch Liebe umringt zu werden. Nichts kann verglichen werden mit der Liebe, die uns auf dieser Reise begleitet.«[27]

Es gibt eine Traumreise, die alles, was bisher angesprochen wurde, in einer Erfahrung zusammenfasst und den Prozess des Hinübergehens simuliert.

Traumreise des Hinübergehens

Nimm *Shavasana,* die »Totenhaltung«, ein. Dabei legst du dich in der Rückenlage auf eine weiche Unterlage wie eine in Längsrichtung gefaltete Decke oder ein Schaffell. Hebe kurz dein Gesäß vom Boden und lege es dann wieder hin, damit dein Becken etwas kippt und die Lendenwirbelsäule gerader aufliegt. Wenn das nicht reicht und du in dieser Haltung Rückenschmerzen hast, kannst du eventuell die Beine aufstellen oder ein Kissen unter deine Knie legen. Das entlastet den Rücken. Um die Haltung noch weiter zu verbessern, hebe kurz den Kopf und lege dann den Kopf langsam wieder auf den Boden, wobei sich dein Kinn etwas in Richtung Brust neigt, damit die Halswirbelsäule besser aufliegt. Die Hände liegen entspannt mit den Handflächen nach oben neben deinem Körper. Die Augen sind geschlossen. Entspanne den Körper, so gut du kannst. Atme dreimal tief ein und aus und spüre dabei, wie deine Bauchdecke sich sanft hebt und senkt.

Am besten liest dir jemand den folgenden Text vor. Du kannst ihn auch auf ein Aufnahmegerät sprechen und dir die Aufnahme dann anhören. Oder du hörst ihn dir auf unserer Webseite an.

Du spürst, wie das Leben sich aus deinem Körper zurückzieht.
Leise singst du dein Pran-Sutra.
Deine Angehörigen sind bei dir.
Sie unterstützen dich beim Singen.
Deine Stimme wird immer leiser.
Plötzlich fällt Dir etwas ganz Besonderes ein.
Wichtige Vorsätze.
Vorgenommen für dieses Leben.
Du weißt wieder, warum du geboren wurdest.
Bilder entstehen um dich herum.
Eine Dünenlandschaft.
Jede Düne voller Bilder deines Lebens.
Jedes Bild, in das du eintauchst, führt zu anderen Bildern.
Jeder kleinste Gedanke deines Lebens ist hier dargestellt.
Jede Handlung.
Du fühlst, was dein Gegenüber fühlte.
Als ob du es dir selbst angetan hättest.
Du fühlst mehr, als du je fühltest.
Die Einsichten bringen dich durcheinander.
Du fühlst dich schlecht, durch vieles, was du getan hast.
Verwirrt.

Es gibt aber auch gute Bereiche.
Wo du gelernt hast, geliebt hast, dich versöhnt hast.
Die Stimmung wechselt.
Du kannst dir verzeihen.
Ruhe umhüllt dich.
Das Pran Sutra klingt noch.
Du schaust nach unten.
Dort liegt dein Körper.
Er atmet nicht mehr.
Deine Angehörigen weinen,
Halten sich an den Händen.
Du versuchst zu rufen:
»Ich bin nicht tot!«
Sie hören dich nicht.
Du kannst sie aber hören.
Oder, eher noch ihre Gedanken.
So nimmst du Abschied.
Kreuz und quer bewegst du dich
durch Gedankenkraft an viele Orte.
Fern und nah.
Nimmst Abschied von allen Plätzen.
Abschied von allen Menschen.
Von allem, was dir wichtig war.
Du weißt, dass du Leute erreichst.
Obwohl sie dich nicht direkt hören können.
Deine Freunde singen AKAAAAL.
Das gibt dir riesigen Auftrieb.
Es ist fast schwer, noch die Füße auf dem Boden zu halten.
Ein schönes Gefühl.
Ein paar Tage später
Wird dein alter Körper verbrannt.
Es berührt dich nicht wirklich.

Die Trauer deiner Lieben tut dir aber weh.
Deine Freunde singen.
Ein Mantra begleitet die Kremation.
Es tröstet sie.
Dann hörst du ein Tosen.
Wie ein Gong in Dauerschwingung.
Du schaust nach oben.
Da siehst du einen Tunnel, eine Spirale.
Übersinnlich leuchtendes Licht zeigt sich am Ende.
Das Licht zieht dich hinein.
Es ist wie eine Geburt.
Du trittst heraus.
Auf eine wunderschöne Wiese.
Es gibt keine Sonne, und doch leuchtet jeder Grashalm.
Der blaue Himmel strahlt von innen.
Die Landschaft wirkt vertraut.
Du kennst jeden Baum.
Erinnerungen steigen auf.
An frühere Erfahrungen hier.
Aus früheren Leben.
Ungezählte Ereignisse und Errungenschaften.
Dein Bild deines Selbst dehnt sich aus.
Du bist größer, als du dachtest.
Längst verstorbene Freunde begrüßen dich.
Eltern, Großeltern und andere Verwandte.
Sie bringen dich an einen wunderschönen Ort,
An dem du dich ausruhen kannst.
Du hast Zeit für tiefe Gespräche.
Du gewöhnst dich an den Ort.
Die Schmerzen des Sterbens verblassen.
Dein Subtil-Körper fühlt sich jung, kraftvoll.
Es ist Zeit, weiterzugehen.

Freunde zeigen dir den Weg,
Aber können dich nicht begleiten.
Du gehst den Weg entlang,
Stundenlang,
Bis du an eine Weggabelung kommst.
Der eine Weg geht ins Licht.
Er sieht einsam aus.
Herausfordernd.
Wunderschön.
Erfüllend.
Hart.
Bist du bereit?
Deine menschliche Form aufzugeben?
Nie wieder geboren zu werden?
Nie wieder zu sterben?
Und sogar:
Dein Ego ganz loszulassen und ins Licht zu gehen?
Oder nimmst du den anderen Weg?
Du siehst deine Freunde warten.
In einer schönen Gastwirtschaft.
In einem herrlichen, gemütlichen Raum.
Der Klang von Stimmen weht herüber.
Düfte von Essen und Trinken.
Dieser Pfad bringt Geselligkeit.
Und auch mal Streit.
Weiter lernen.
Weiter leiden.
Irgendwann wiedergeboren werden.
Ein vertrautes Gefühl.
Du entscheidest dich.
Du fühlst dich wohl.
Du bist zu Hause.

Jetzt komme langsam wieder aus dieser Traumreise zurück.

Atme einmal tief ein und aus. Strecke die Arme über deinem Kopf aus. Hebe die Arme und reibe die Handflächen aneinander. Gleichzeitig hebe die Beine und reibe die Fußsohlen aneinander. Das bringt den Energiekreislauf wieder zum Fließen. Dann umfasse die Schienbeine, mache deinen Rücken rund und rolle ein paar Mal auf deinem Rücken vor und zurück.

Fühle dich erfrischt und wohl in deinem Körper. Spüre die Lust, deine Geburtsvision in diesem Leben so gut wie möglich umzusetzen und lebendig und wach zu sein angesichts der Tatsache, dass du hier auf der Erde bist, um so viel wie möglich zu lernen, zu genießen und zu erfahren, bevor du wieder zurück nach Hause gehst.

Das Ziel dieser Traumreise, so wie auch der zu diesem Kapitel empfohlenen Übungsreihe »Die Stunde des Todes überqueren«, besteht darin, den Prozess des Hinübergehens immer wieder zu üben, damit du jegliche Angst vor dem Tod und dem Sterbeprozess verlierst. Wir empfehlen, beides oft zu wiederholen.

EMPFOHLENE ÜBUNGSREIHE 15

Die Stunde des Todes überqueren

TODESSEHNSUCHT

»Begrenzung zu akzeptieren ist
gegen die Natur der Seele.«

»Gott langweilte sich. Weil Er das Einzige war, das existierte, konnte Er sich selbst nicht wahrnehmen. Deswegen kreierte Er die Schöpfung. Planeten entstanden, Sonnen, Elemente, Pflanzen, Tiere usw. Als Letztes formte Er Puppen mit Armen, Beinen und Kopf aus Ton. Dann spaltete Er Seelen von seiner eigenen göttlichen Substanz ab und bat sie, in die Puppen hineinzugehen und sie zum Leben zu erwecken. Er erklärte den Seelen, wie wunderbar es wäre, wenn sie Menschen wären: ›Wir könnten einander dann sehen und miteinander reden und einander ganz nah sein.‹ Aber die Seelen sagten, dafür bräuchten sie nicht Mensch zu werden: ›Wir sind einander jetzt doch so nah und können jetzt schon miteinander reden.‹ Und so weigerten sie sich, in die Tonfiguren hineinzugehen. Gott überlegte und dachte, Er sollte den Seelen ein Geschenk machen, so wie man einer Braut eine Mitgift für die Ehe schenkt. Er sagte: ›Ich werde euch einen mächtigen Diener geben: den Geist. Er wird euch immer wieder in Kontakt mit mir bringen. Er kann auch in einem Augenblick von einem Ende des Universums zum anderen fliegen. Und er kann alles kreieren, was ihr braucht, um ein glückliches Leben zu haben.‹ Aber die Seelen sagten: ›Wir sind jetzt schon glücklich, weil wir bei dir sind. Warum sollten wir dann Menschen werden?‹ Dann sagte Gott: ›Ich schenke euch auch den Subtil-Körper. Dann habt ihr ein Fahrzeug, das euch immer wieder zu mir zurückbringen kann. Außerdem speichert der Subtil-Körper alles, was ihr erlebt, und so könnt ihr durch eure Erfahrungen wachsen.‹ Aber die Seelen wollten noch immer nicht. Sie sahen sich die Puppen skeptisch an und sagten: ›Wir brauchen nicht zurück zu dir gebracht zu werden – wir sind jetzt schon bei dir. Und wir sind sehr froh, bei dir zu sein. Wir brauchen nichts zu lernen. Wir verlangen nur nach dir und lieben nur dich.‹ Schließlich sagte Gott: ›Ich gebe euch das Rettungsseil des Prana mit. Ihr seid Menschen, so lange wie das Prana eurer Atemzüge reicht, danach kommt ihr von selbst wieder zurück zu mir.‹ Da ließen die Seelen sich erweichen. Sie gingen in die Tonfiguren hinein und fingen an zu leben, zu erfahren, zu lernen und Gott zu betrachten, damit Er sich selbst von außen sehen konnte. Deshalb wird der Mensch *Prani* genannt: ›Der das Rettungsseil des Prana bei sich trägt‹.«[28]

Obwohl Phasen von Todessehnsucht, Verlangen nach ozeanischer Einheit oder nach einem Ende des Leidens durchaus verständlich sind, ist Selbstmord keine gute Option. Bei einem vorzeitigen Tod ist der Prana-Vorrat, den jede Seele für das Leben mit sich bringt, noch nicht verbraucht. Wenn der Körper dann stirbt, hat es die Seele nicht leicht, zur Ruhe zu kommen. Das unverbrauchte Prana erschwert es ihr, das Magnetfeld der Erde zu verlassen, und das Risiko, für lange Zeit im Reich der »hungrigen Geister« steckenzubleiben, ist größer als sonst. Deshalb bedeutet Selbstmord zwar das Ende eines Lebens, jedoch keineswegs ein Ende des Leidens. Jemand, der sich selbst umbringt, wird nach dem Tod in einem anderen Körper und unter anderen Umständen zum gleichen Punkt zurückkehren und der gleichen Situation die Stirn bieten müssen – allerdings möglicherweise mit einer besseren Vorbereitung.

Trotzdem: Halte durch! Im Yoga gilt das universelle Gesetz »Halte durch, und du wirst Unterstützung finden«. Selbstmord ist eine egozentrierte Antwort auf eine Krise, die unlösbar scheint. Wenn du in solch einem Moment Hingabe und Vertrauen finden kannst und durchhältst, wird Hilfe kommen – allerdings oft erst im allerletzten Moment!

EMPFOHLENE ÜBUNGSREIHE 16

Den Tod abwehren

ROADMAP UND REALITÄT

»Der Tod ist eine Illusion.«[29]

»Dass ich mich selbst umgebracht hatte … dafür gab es keine Negativität in mir selbst oder von diesem Licht-Wesen. Meine Tat wurde durch die Macht der Wahrheit der Liebe, mit der sie betrachtet wurde, verwandelt. Die liebevolle Gnade und totale Akzeptanz erzeugten eine große Freude in mir. Ich sah, dass diese Liebe auch in mir war – und nicht nur in dem Wesen, das auf mich herunterstrahlte. Ich war voller Liebe und Frieden. Ich spürte die Freude dieser Wahrheit. Ich kann die richtigen Worte dafür nicht finden.«[30]

Dieses Zeugnis relativiert die im vorhergehenden Kapitel angesprochenen Probleme nach einem Selbstmord wieder. So ist es mit allen Nahtoderfahrungen, Berichten von Hellsichtigen und auch mit den außerkörperlichen Reisen von Yogis und Buddhisten, denen wir unser Wissen verdanken. Was sie tatsächlich erfahren, entspricht manchmal genau dem, was in diesem Buch beschrieben wurde, aber ihre Erlebnisse können auch ein bisschen anders sein.

- Das Panorama, das wie eine Art Lebensrückblick die Bilanz der Taten eines Menschen zieht: Oft geschieht es kurz vor dem Tod, manchmal nachher, manche Leute können es offensichtlich stoppen oder anhalten, andere Leute scheinen es erst einmal zu überspringen. Das Pran-Sutra WAHE GURU bietet sogar eigens die Möglichkeit des Überspringens.
- Viele schweben erst eine Weile über dem Körper und schauen ihn sich an. Einige gehen sofort durch den Tunnel und damit aus dem Magnetfeld der Erde heraus. Und die Mehrheit

der Leute, die einen Herzstillstand erlitten und wieder zum Leben zurückgebracht wurden, kann sich nachher an nichts erinnern. Was ist da wohl passiert?

- Es gibt (zum Glück nicht viele!) Menschen, die nach Nahtoderfahrungen berichten, in den düsteren Bereichen der Null-Ebene des Äthers steckengeblieben zu sein, wo sich die hungrigen Geister befinden, die es nicht geschafft haben, sich von der Erde zu lösen. Einige Seelen berichten von dämonischen, verkrüppelten Gestalten und sinnloser, nicht enden wollender Gewalt, andere über eine endlose Leere, in der sie eine Ewigkeit verbringen.
- Auch nach Ablauf der siebzehn Tage, in denen der Tunnel zur Verfügung steht und die Seele in die weiteren Äther-Ebenen reisen kann, ist es zwar schwieriger, aber immer noch möglich, mit Hilfe von Begleitern oder allein die magnetische Anziehungskraft der Erde zu verlassen und ins Licht zu gehen.
- Der Tunnel, die Spirale, der Fahrstuhl oder die Brücke, über die viele berichten, wird sehr unterschiedlich wahrgenommen. Für einige geht die Bewegung nach oben, für andere nach unten. Manche sind allein im Tunnel, andere begegnen Ahnen oder Lichtwesen. Manche berichten auch, dass, während sie durch den Tunnel fliegen, andere Wesen sich in entgegensetzter Richtung an ihnen vorbeibewegen. Es gibt sogar einige wenige Berichte von Menschen, die während ihrer Reise durch den Tunnel von anderen Wesen angegriffen wurden. Oder wieder andere Menschen scheinen sofort in die zweite Äther-Ebene zu kommen, ohne irgendein Tunnelerlebnis gehabt zu haben.
- Am meisten unterscheiden sich die Berichte hinsichtlich der Begleiter, Ahnen und Lichtwesen, denen die Menschen beim Übergang begegnen. Einige erfahren eine solche Begegnung Tage, bevor sie sterben, andere vor dem Tunnel und manche im Licht auf der anderen Seite des Tunnels. Wie diese Lichtwesen

wahrgenommen werden, ist stark kulturell bedingt. Obwohl die meisten Phasen einer Nahtoderfahrung quer durch alle Kulturen ähnlich wahrgenommen werden, sogar bei Kindern oder Leuten, die blind oder taub sind, gibt es sehr unterschiedliche Berichte über die Gestalt, Kleidung und Identität der Begleiter. Hier im Westen begegnen natürlich viele Menschen Jesus, oder man könnte sagen, sie halten die strahlende Gestalt, der sie begegnen, für ihn. In hinduistisch geprägten Gegenden dagegen meint man eher, den »Yamatuts«, den Diener Yamas, der Gottheit des Todes, zu begegnen.

• Auch das Panorama des Lebens wird kulturell sehr unterschiedlich wahrgenommen, besonders der letzte Schritt, wo man sich selbst be- oder verurteilt. Es gibt durchaus Berichte, in denen Menschen einem Scharfrichter oder einer göttlichen Instanz begegnet sind, die dieses Urteil ausgesprochen hat.

• Ähnlich sind dagegen die Zeugnisse über die Fähigkeit, bei anderen die innere Stimme, die Stimme des Denkens, hören zu können und selbst mit dieser Stimme zu anderen Seelen sprechen zu können.

• Auch die Empfindung universeller Liebe in der zweiten Äther-Ebene, der Ebene der Erholung, ist bei den meisten Menschen nahezu identisch. Einige Yogis berichten allerdings, dass nach der wunderschönen Stimmung der zweiten Ebene die dritte Ebene – die Schule – wieder sehr viel herausfordernder und schwieriger ist.

WIEDERGEBURT

»Diejenigen, die hier geboren werden,
sterben in den Äther-Welten.«

»Das Lichtwesen sagte mir durch das, was ich jetzt als mentale Telepathie verstehe, dass ich zurückgehen solle, dass es für mich noch nicht Zeit wäre, hierherzukommen. Ich wollte bleiben, weil ich so voller Freude war und mich so friedlich fühlte. Die Stimme wiederholte aber, dass es noch nicht meine Zeit wäre; ich hätte noch eine Aufgabe zu erfüllen und ich könne zurückkommen, nachdem ich sie vollendet hätte.«[31]

Auf der dritten Ebene des Äthers hast du die magnetische Anziehungskraft der Erde noch nicht für immer hinter dir gelassen. Hier kommst du unweigerlich irgendwann an einen Punkt, an dem du dich ohne die besonderen Einschränkungen und Herausforderungen, die das Leben auf der Erde mit sich bringt, nicht mehr weiterentwickeln kannst.

Du beginnst in Gesprächen mit Lehrern und Freunden eine neue Geburtsvision herauszubilden. Dann verabschiedest du dich von allen Verwandten und geliebten Freunden zu einer neuen Mission auf der Erde und kehrst zurück auf die zweite Ebene des Äthers. Dort redest du mit Seelen, die gerade von der Erde kommen, und gibst deiner Vision den letzten Schliff.

Schließlich gelangst du auf die erste Ebene, wo alle Erinnerungen an dein erweitertes Selbst gespeichert bleiben, während du alles andere außer deiner Geburtsvision vergisst. Selbst die bisherige Form deines Subtil-Körpers, die eine idealisierte Version deines letzten Lebens war, löst sich jetzt auf. Hier im Grenzfluss der ersten Ebene kannst du die Ereignisse, Tendenzen und Gedanken auf der Erde wahrnehmen, und du wartest geduldig, bis du eine gerade schwanger gewordene Frau findest, deren Anlagen und Umstände zu deiner Geburtsvision passen.

Vier Monate lang bleibst du in der Nähe dieser Frau, gewöhnst dich an sie und überprüfst, ob ihr Leben wirklich zu deiner Vision passt. Dann, ungefähr 120 Tage nach der Vereinigung von Samen und Eizelle, begibst du dich mit deinem Subtil-Körper in die Gebärmutter und in den heranwachsenden Fötus hinein. Um dich herum entsteht allmählich wieder die Schutzhülle, bestehend aus Aura, Bogenlinie, Prana-Körper und Strahlungskörper[32], die sich allmählich in den kommenden Jahren mit Hilfe der Energie deiner Mutter ausdifferenzieren wird. Du vergisst jetzt deine Geburtsvision und speicherst sie in deinem Subtil-Körper. Dann beginnst du, deinen neuen, kleinen Körper zu bewegen, und trittst in eine nächste Runde des Erlebens und Lernens auf der Erde ein.

Traumreise zur Wiedergeburt

Lege dich auf den Rücken in Shavasana, die Totenhaltung (siehe Kapitel Traumreise des Hinübergehens). Entspanne den Körper so gut du kannst und beginne, tief zu atmen.

Am besten liest dir jemand den folgenden Text vor. Du kannst ihn dir auch auf ein Aufnahmegerät sprechen und dir die Aufnahme dann anhören, oder du hörst dir den Text auf unserer Webseite an.

Du befindest dich auf einer Waldlichtung,
Spürst weiches Moos unter dir,
bist umgeben vom Duft der Wildblumen, vom Wind umspielt.
Ein strahlender Schimmer liegt über der Landschaft.
Du sitzt mit deinen Liebsten zusammen,

in direktem Gedankenaustausch.
Das Leben hier
in der dritten Äther-Ebene
ist eigentlich ideal.
Und dennoch verspürst du eine seltsame Unruhe,
nicht die Lust auf neue Erfahrungen,
eher fühlt es sich an, als ob du dabei bist,
etwas Essenzielles zu verpassen.
Doch du kannst nicht wirklich feststellen,
was dies ist.
In einiger Entfernung hörst du einen Gongschlag.
Es ist Zeit für deinen Unterricht.
Du gehst zu einem weit ausladenden Baum ganz in der Nähe.
Heute lernst du über die Fähigkeit, Stress auszuhalten.
Körperarbeit wechselt sich ab mit Experimenten.
Auch jetzt lässt dich die Unruhe nicht los.
Später ruft die Lehrerin dich zu sich.
Eine besondere Einladung.
Eine Weile sitzt ihr schweigend zusammen.
Bis sie die Stille bricht.
»Es ist Zeit«, sagt sie.
Sofort weißt du, was sie meint.
Eine ungewohnte Aufregung erfasst dich.
Ist es Zeit für ein neues Leben auf der Erde?
Lange redet ihr miteinander.
Sie hilft dir dabei,
deine Herausforderung zu erkennen.
Es ist Zeit für deine Wiedergeburt.
Deine Liebsten trauern.
Monate brauchst du, um Abschied zu nehmen.
Du machst eine Runde zu allen
Begegnungsstätten und Siedlungen,

regelst alle deine Angelegenheiten,
bringst sie an den Punkt,
an dem du sie irgendwann
wieder aufnehmen kannst.
Dann machst du dich auf den Weg.
Monate wanderst du durch
verschiedene Kulturen und neue Landschaften,
lieblich oder dramatisch.
Bis du kaum noch jemandem begegnest.
Du kommst an die Grenze.
Die zweite Ebene des Äthers.
Vage erinnerst du dich noch daran –
eine riesige, grenzenlose Flusslandschaft,
der Fluss so breit,
dass du die andere Seite nicht sehen kannst.
Für eine Weile wanderst du am Fluss entlang.
Redest mit Leuten, die gerade hinübergegangen sind,
über den Zustand der Erde.
Dann triffst du auf bedeutungsvolle Gestalten.
Deine Berater,
die dir helfen, deine Reise vorzubereiten.
Lange setzt ihr euch zusammen.
Allmählich klärt sich deine Geburtsvision.
Was gibt es Neues zu lernen,
Altes zu lösen?
Mit welchen Abhängigkeiten willst du dich konfrontieren?
Als deine Vision klar wird,
atmest du tief.
Lange Zeit bist du still.
Dann gehst du ins Wasser.
In die erste Ebene des Äthers.
Dein Subtil-Körper verliert seine Form.

Dein Gedächtnis schwindet.
Nur deine Vision bleibt.
Du suchst ihre Entsprechung
In den Lichtern und Bildern, die du im Fluss wahrnimmst,
Frauen, die bereit sind, eine Seele zu empfangen.
Schließlich findest du Bilder, die zu deiner Vision passen.
Du bewegst dich dichter heran.
Schaust genauer.
Hörst auf deine Gefühle.
120 Tage bleibst du in der Nähe.
Du könntest jetzt noch zurück.
Was du fühlst, ist aber richtig,
und, um den 120sten Tag herum
gehst du durch den Tunnel,
tauchst ein in den Fötus.
Deine Geburtsvision sinkt jetzt ins Unterbewusste.
Vorsichtig beginnst du,
deinen neuen kleinen Körper zu bewegen,
breitest dich in ihm aus.
Du lauschst der Stimme deiner Mutter.
Deine Mutter legt ihre Hände auf den Bauch,
spürt deine ersten Bewegungen.
Ihr Glück durchströmt dich.
Fünf Monate lang
in seliger Symbiose,
dann wirst du geboren.
Ein neues Leben beginnt.

Jetzt komme allmählich wieder aus dieser Traumreise zurück.

Strecke die Arme über deinen Kopf. Hebe die Arme und reibe die Handflächen, hebe die Beine und reibe die Fußsohlen aneinander, um den Kreislauf wieder in Gang zu bringen. Dann umfasse die Unterschenkel, mache deinen Rücken rund und rolle ein paar Mal auf deinem Rücken vor und zurück. Fühle dich erfrischt und wohl in deinem Körper.

Spüre die Lust, deine Geburtsvision in diesem Leben zu realisieren. Lerne, genieße und erfahre so viel wie möglich, bevor du wieder nach Hause zurückkehrst.

EMPFOHLENE ÜBUNGSREIHE 17

Bewusstes »Rebirthing«

TEIL 2:
DIE ZURÜCKBLEIBENDEN

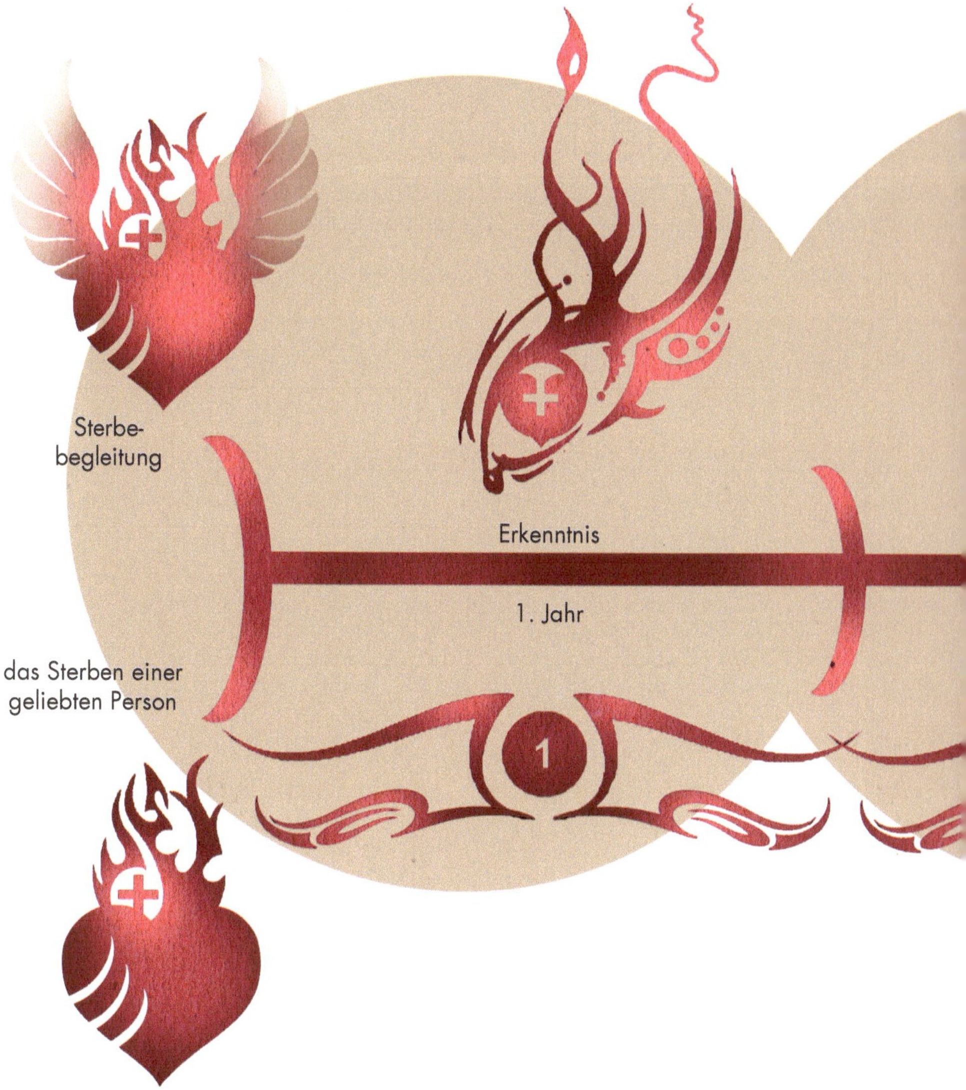
Sterbe-
begleitung
Erkenntnis
1. Jahr
das Sterben einer
geliebten Person
1

DIE ZURÜCKBLEIBENDEN

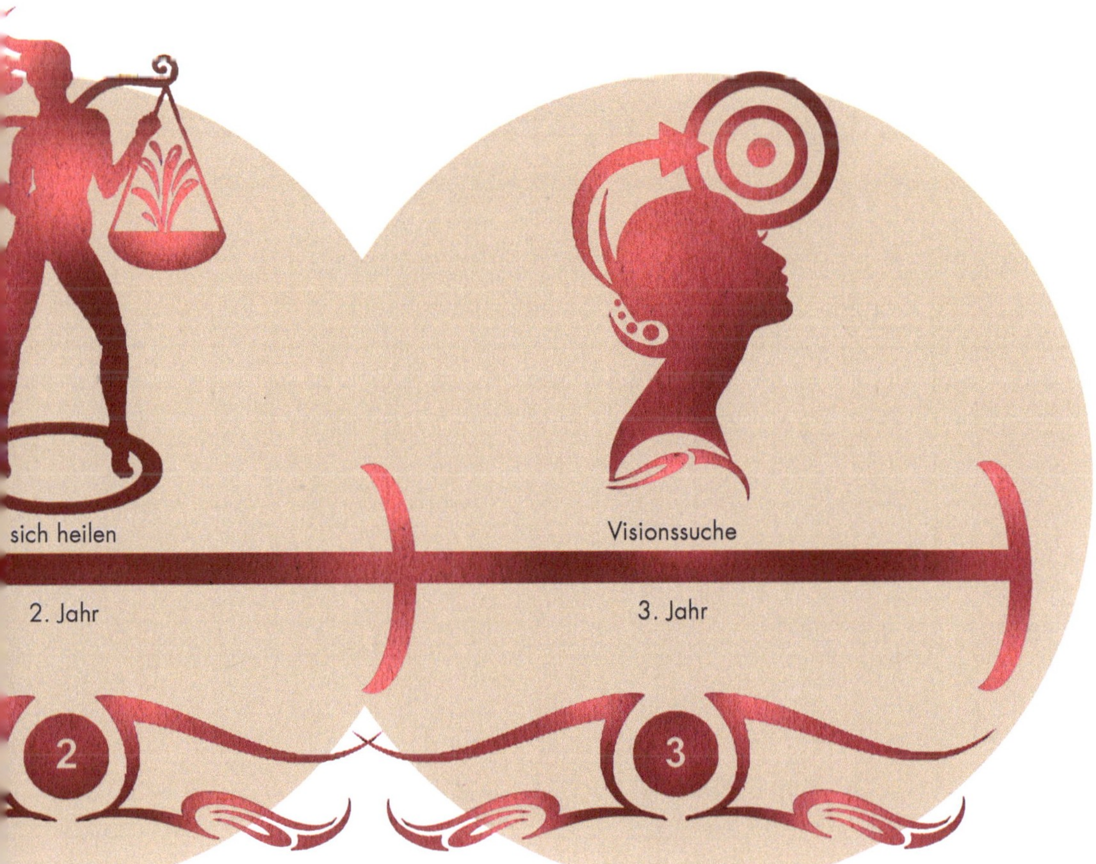

STERBEBEGLEITUNG

»Der Sterbende hat das Sagen.«[33]

»Während der alte Mann schwer atmend im Sterben lag, saß seine Frau neben ihm. Sie redeten ab und zu leise miteinander. An einem bestimmten Moment sah er vor seinem geistigen Auge wichtige Bilder seines Lebens vorbeiziehen. Da kam auch folgende Erinnerung: ›Als ich noch jung war, habe ich einmal einen ganz besonderen Menschen getroffen und lange mit ihm geredet. Zum Schluss unseres Gesprächs hat er mir ein kleines Päckchen in die Hand gedrückt. Wenn du mal einen Rat brauchst, hat er gesagt, öffne es. Aber‹, sagte der alte Mann mit einem mühsamen Seufzer, ›du weißt, wie es war. Es gab immer so viel zu tun. Ich habe das Päckchen nie aufgemacht.‹ Er bat seine Frau, ihm einen letzten Gefallen tun, und so ging sie ins Arbeitszimmer, um das Päckchen zu suchen. Es dauerte etwa eine halbe Stunde, bis sie es schließlich hinter einem Stapel alter Bücher fand und mit ihm zurück ins Schlafzimmer ging, aber da war ihr Mann bereits gestorben. Nach einer Zeit der Trauer – vielleicht Stunden, vielleicht auch Tage – wollte sie doch gern selbst auch wissen, was in dem Päckchen enthalten war, und öffnete es. Zum Vorschein kam eine Streichholzschachtel, und in der Schachtel lag ein kleiner Zettel. Darauf stand: Wenn du glücklich werden möchtest, kümmere dich nicht um das Außen, kümmere dich um das Innen.«[34]

Sterbebegleitung ist eine Form des Karma-Yoga, und die Empfehlungen, die über das selbstlose Dienen im Kapitel über »Das Panorama des Lebens« geschrieben wurden, gelten auch hier: Mache es nur, wenn es von Herzen kommt, und achte auf deine Grenzen. Dann ist es eine unvergessliche Erfahrung, mit dem Sterbenden an der Pforte zur anderen Welt zu stehen. Vielleicht erahnst du etwas von dem Frieden und dem Glück der anderen Seite, wenn er oder sie hindurchgeht.

Bis es so weit ist, braucht der Sterbende allerdings manchmal Unterstützung bei der Erfüllung folgender Bedürfnisse:

Akzeptanz

Zu akzeptieren, dass man bald sterben wird, ist ein Prozess, der einen durch viele Veränderungen hindurchführen kann. Am bekanntesten sind die Schritte, die Elisabeth Kübler-Ross benannt hat – hier in abgewandelter Form:

- totales Nicht-Akzeptieren
- aggressives Nicht-Akzeptieren
- teilweises Nicht-Akzeptieren
- depressives Akzeptieren
- bewusstes Akzeptieren
- positives Akzeptieren

Während dieser Phasen, die natürlich nicht immer alle und auch nicht immer in genau der hier beschriebenen Reihenfolge eintreten, können beim Sterbenden Emotionen wie Wut oder Angst hochkommen, die manchmal auch auf andere projiziert werden.

Wenn das geschieht, sei unpersönlich persönlich, das heißt, sei einerseits total offen und mitfühlend für die Gefühle des Sterbenden, gleichzeitig nimm sie nicht persönlich. Verbinde dich mit dem Göttlichen in dir und lasse alle schwierige, emotionale Energie dort hinfließen, ohne sie auf dich zu beziehen. Achte darauf, dass dein Atem lang und tief bleibt. Trinke viel Wasser, denn das hat auch eine emotional reinigende Wirkung, und achte darauf, entspannt zu bleiben.

Kommunikation

Eine Umfrage hat gezeigt, dass 97 % der Menschen wissen möchten, wie es genau um sie steht. Deshalb ist eine behutsame und ehrliche Kommunikation über die Dauer und den Ablauf einer Krankheit oder eines Sterbeprozesses essenziell.

Weiter ist es wichtig, den Sterbenden darin zu unterstützen, das Leben, das gerade abgeschlossen wird, zu verarbeiten. Dabei geht es für ihn darum, zu verzeihen und einen guten Abschied von allen zu nehmen, selbst wenn es nur in der Vorstellung geschieht. Vielleicht will der Sterbende auch noch Botschaften für nicht anwesende Freunde und Verwandte hinterlassen. Das Verzeihen kann auch ihn selbst betreffen, und darüber zu sprechen, kann für den Sterbenden ebenfalls eine große Erleichterung sein.

Schließlich wird es ihm guttun, möglichst im Rahmen seines persönlichen Glaubens zu besprechen, wohin die Reise geht und dass er bald wieder mit seinen Lieben vereint sein wird, die ihm vorausgegangen sind.

Sogar mit Sterbenden, die im Koma liegen oder aus anderen Gründen nicht reagieren können, spielt eine achtsame, intuitive Kommunikation eine große Rolle – sie kann auch nonverbal, innerlich stattfinden.

Schutz

Ein Sterbender braucht Schutz vor den manchmal unwürdigen Abläufen und Umgangsweisen im Krankenhaus und bei der medizinischen Betreuung. Hier ist es hilfreich, für eine gute Beratung über den Einsatz von Schmerzmitteln zu sorgen, so dass diese die Wachheit und Bewusstheit im Prozess des Übergangs nicht beeinträchtigen.

Würde und Respekt

Es ist ideal, wenn ein Mensch zu Hause im eigenen Bett oder in einem guten Hospiz sterben kann. Es lohnt, sich dafür einzusetzen. Aber auch im Krankenhaus kann ein würdevoller Übergang stattfinden. Wichtig ist, darauf zu achten, dass in einem Zimmer, in dem ein Sterbender oder Verstorbener liegt, nur mit dem größten Respekt gesprochen wird, da diese Worte einen großen Einfluss auf seine oder ihre Reise haben.

Berührung und Nähe

Je nachdem, was der Sterbende mag und möchte, kann Körperkontakt durch Umarmen, Streicheln, Massieren der Füße oder Schultern oder einfach nur durch Händehalten außergewöhnlich tröstend und beruhigend wirken.

Zugehörigkeit und Wärme

Auch ein Sterbender braucht das Gefühl, noch immer dazuzugehören. Berichte über frohe Ereignisse und Neuigkeiten in der Familie und der Welt können diese Verbundenheit herstellen. Darum sollte man ihn auf alle Fälle daran teilhaben lassen, damit er oder sie sich auch in dieser Situation noch freuen kann.

Inspiration

Die Stimmung in dem Zimmer, in dem der Sterbende liegt, sollte so klar und erhebend wie möglich sein.

Deshalb kann es wunderbar sein, entsprechende Musik leise im Hintergrund spielen zu lassen, ein Mantra oder Psalmen zu chanten, vielleicht sogar das Pran-Sutra des Sterbenden. Oder man liest dem Sterbenden Texte vor, die ihn in seinem persönlichen Glauben bestärken. Manchmal ist es angebracht, Affirmationen wie z.B. »Ich liebe mich selbst und verzeihe allen« oder »Ich kann die Erde und ihre Anziehungskraft gut loslassen« zu wiederholen. Oft reicht auch ein einfaches Summen. Bedenke, dass die Ohren bis zum letzten Moment und darüber hinaus aktiv bleiben.

Eine Kerze anzuzünden kann ebenfalls helfen, eine feierliche, gesammelte Stimmung zu erzeugen.

Loslassen

Es kann einem Sterbenden helfen loszulassen, wenn er sich die Farbe Orange, die für Loslösung steht, vorstellt. Weiter kann es hilfreich sein, eine geführte Entspannung mit dem Sterbenden zu machen, bei der Bilder verwendet werden, mit denen die Energie zum Scheitelpunkt geleitet wird. Eine andere Möglichkeit ist, eine tiefe Atmung anzuleiten. Hierbei gilt zu bedenken, dass eine schwache Person sich oft – unbewusst – an die Atmung einer starken angleicht. Daher sollte derjenige, der die Atmung anleitet, selbst tief atmen. Schließlich gibt es Sterbende, die eine Periode des Alleinseins brauchen, um loslassen zu können. Es kommt oft vor, dass ein Sterbender genau in dem Augenblick geht, wenn gerade niemand im Zimmer ist.

Klarheit

Biete deine Unterstützung bei der Herstellung einer Patientenverfügung an, damit der Sterbende im Vorfeld die Grenzen einer eventuellen medizinischen Lebensverlängerung festlegen kann. Im Internet gibt es dafür kostenlose Vorlagen zum Herunterladen. Es kann auch Klarheit bringen, mit einem Notar oder eventuell nur vor Zeugen ein Testament herstellen oder ändern zu lassen.

Nachträgliche Begleitung

In manchen Situationen ist eine Sterbebegleitung nur nachträglich und in Gedanken möglich, zum Beispiel bei einem Unfalltod. Auch ein Unfalltod passiert aus der Sicht des Yoga nicht ganz unvorbereitet, weil er normalerweise nicht die allererste Begegnung mit dem Sterben ist. Fünf Mal stirbt jeder Mensch beinahe, bevor es dann richtig zur Sache geht. Und obwohl ein Unfalltod natürlich viel schneller vonstattengeht als ein natürlicher Tod, ist Zeit hier relativ. Die Sekunden, die ein Mensch noch hat, während ein Auto auf ihn zurast, können sich endlos ausdehnen – Zeit genug für das Panorama des Lebens.

Die Reise durch das Jenseits ist allerdings bei einem Unfall häufig sehr viel kürzer. Diese Seelen scheinen dringend ein anderes Einsatzgebiet mit anderen Entwicklungsmöglichkeiten zu brauchen als das, was sie in ihrem bisherigen Leben hatten. Daher inkarnieren sie häufig, ohne durch die verschiedenen Äther gewandert zu sein, sofort wieder in einem neuen Körper, wo sie das Thema ihres Lebens unter anderen Bedingungen fortführen können.

Trotzdem ist es auch unter diesen Umständen möglich, durch Chanten, Gebete und Einstimmung nachträglich eine Begleitung durchzuführen, weil Zeit- und Raumempfinden im Jenseits anders sind als auf der Erde.

EMPFOHLENE MEDITATION 18

Die Verwandlung der Trauer

DIE VERWANDLUNG DER TRAUER

»Traurigkeit basiert auf Überzeugungen.«[35]

»Ein Paar wünschte sich sehnlichst ein Kind, doch der Wunsch fand keine Erfüllung. Nach endlosem Warten baten die Eheleute schließlich einen Yogi um seine Hilfe. Dieser sprach ein Gebet und sagte dann zu ihnen: ›Ihr werdet in neun Monaten einen Sohn bekommen. Aber bitte macht euch klar, dass er Gott gehört und nicht euch.‹ Zwanzig Jahre später kam der Yogi zufällig wieder durch das Dorf dieser Leute. Er wurde zu einem Fest mit Speisen, Getränken und schöner Musik eingeladen. Alle, die Eheleute eingeschlossen, schienen sich wohl zu fühlen. Deshalb war es für den Yogi eine Überraschung zu entdecken, dass im Nebenraum der Leichnam des Sohnes aufgebahrt lag, der am Tag vorher von einer Schlange gebissen und gestorben war. Auf seine Nachfrage hin erklärten die zwei alten Leute: ›Wir freuen uns, dass unser Sohn sich wieder mit dem Allerhöchsten vereinigt hat.‹«[36]

Es ist tatsächlich möglich, dass du durch Meditation und die Sublimierung des Geistes, die im Yoga *Pratyahara* genannt wird, das Sterben einer geliebten Person sofort akzeptieren kannst. Du kannst den Menschen loslassen und dich freuen, dass er oder sie die Reise in die Äther antritt.

Allerdings ist auch ein Yogi menschlich, und das ist auch gut so – deshalb wird er und wirst du in den meisten Fällen trotzdem trauern. Aus der Sicht des Sterbenden ist zwar der Übergang in den Tod erhebend und voller Inspiration, doch für seine Verwandten und Freunde bedeutet sein Tod einen großen Verlust. Denn von jetzt an werden sie Intimität, menschliche Wärme, Liebe und Spaß nicht mehr auf die vertraute Weise mit ihm erleben.

Nicht nur der Verstorbene begibt sich auf eine Reise der Verwandlung, sondern auch seine Nächsten, die zurückbleiben. Ihre Reise der Umstellung umfasst drei Phasen, die jeweils ein Jahr dauern – allerdings ist auch hier die Zeit wieder relativ: Die »Jahre« können auch Monate sein oder nur Wochen.

EMPFOHLENE MEDITATION 19

Meditation für Angehörige vor und während einer Kremation

DAS ERSTE JAHR: ERKENNTNIS

»Ich danke dir, dass du ein Teil meines Lebens warst.«[37]

Im Bestattungsinstitut meines Freundes, das ich im Vorwort erwähnte, erhalten die Angehörigen eines Toten einen Schlüssel zum Gebäude, in dem der Verstorbene aufgebahrt liegt. Im Kühlschrank des Vorraums gibt es Essen, und sie können sich so lange, wie sie möchten, Tag und Nacht, bei dem Verstorbenen aufhalten.
Auf diese Weise nehmen sie daran teil, wie sich der Leichnam im Laufe der drei, vier Tage der Aufbahrung langsam, aber sicher trotz Kühlmechanismen verändert. Die Haut wird gelber, die Wangen fallen ein, die Ähnlichkeit mit einem schlafenden Menschen wird geringer.

In dieser ersten Phase der intensiven Trauer geht es darum, die Veränderung an sich heranzulassen, die durch das Sterben eines nahen Menschen verursacht wird – zu wissen, es ist wirklich geschehen, es gibt kein Zurück. Es ist ein großer Unterschied, etwas vom Kopf her zu wissen oder es im Herzen zu verstehen.

Wichtig dabei ist, den Trauernden allen nötigen Raum und Zeit zu geben, zu weinen, zu schreien, zu schweigen, zu sprechen, dem Schmerz auf jede Weise Ausdruck zu verleihen. Neben den üblichen gesellschaftlichen Ritualen wie dem Tragen schwarzer Kleidung oder der Verwendung religiöser Symbole sollten hier alle persönlichen Rituale willkommen sein: dass die Asche des Tennis-Champions in seinem größten Pokal bestattet wird oder dass die Kinder den Sarg ihrer Mutter bemalen dürfen.

Auch im Yoga gibt es hilfreiche Bräuche:

Eine Totenwache halten

Yogis kamen manchmal zurück aus einem Zustand, in dem sie längere Zeit keine Lebenszeichen mehr gegeben hatten und den sie das »Koma des Todes« nannten. Deshalb wurde es üblich, drei Tage mit der Kremation zu warten und abwechselnd beim Körper zu wachen.

Obwohl es hier im Westen nicht oft vorkommen wird, dass jemand nach einer langen Phase ohne Lebenszeichen noch zurückkommt, erfüllt die Totenwache, die auch eine Würdigung des Toten darstellt, eine wichtige Funktion. Durch diese lange Periode des Abschieds wird es dir leichter, die Veränderung an dich heranzulassen.

AKAAAL[38] singen

Dazu setzt du dich am besten in eine meditative Haltung, möglichst gemeinsam mit anderen, vielleicht in einen Kreis. Dann wendet ihr euch innerlich an den Verstorbenen und tönt das Mantra vom Herzen aus.

Es wird empfohlen, das Mantra täglich in den siebzehn Tagen nach dem Übergang elf bis 31 Minuten lang zu chanten.

Dieses Mantra AKAAAL, das »unsterblich« bedeutet, unterstützt sowohl die Seele bei ihrem Übergang als auch die Hinterbliebenen bei ihrem persönlichen Trauerprozess.

Ein Seelengespräch

Für den Fall, dass du noch etwas Wichtiges mit dem Verstorbenen vor seinem Tod besprechen wolltest oder ihn vielleicht auch nur bitten möchtest, dir zu helfen, ihn gehen zu lassen, gibt es die Möglichkeit des Seelengesprächs. Jeder hat in sich einen Zugang zur ätherischen Ebene, auf der der Verstorbene im Moment verweilt. Wenn du dich auf diese Ebene deiner Seele oder deines höchsten Bewusstseins begibst, kannst du mit der Seele des Verstorbenen kommunizieren.

Folgende Schritte können dabei hilfreich sein:

1 — Setze dich in eine meditative Haltung. Nimm drei tiefe Atemzüge. Verbinde dich mit deiner Seele. Dafür kann es nützlich sein, sich die Seele wie ein Tier, eine Blume oder einen Kristall vorzustellen. Versuche, dich so gut wie möglich mit deiner Seele oder deinem Bewusstsein zu identifizieren.

2 — Von dieser Perspektive aus nimm Kontakt mit der Seele des Verstorbenen auf und bitte um ein Gespräch. Weil alle Seelen auf der höchsten Ebene eins sind, wird die Zustimmung immer gewährt, wenn du aus deinem höchsten, vollkommen neutralen Selbst sprichst – sogar wenn es vorher einen Konflikt gab oder die Weigerung zu kommunizieren.

3 — Beschreibe die Situation, über die du sprechen möchtest, so neutral wie möglich, ohne Bewertung, Übertreibung oder Vorwürfe. Sprich über deine Gefühle und Bedürfnisse. Was hast du in dieser Situation gebraucht, was hat dir gefehlt. Bitte die Seele des Verstorbenen, dir zu bestätigen, dass sie versteht, worum es dir geht, und dir mitzuteilen, was sie dazu zu sagen hat.

4 — Lausche, was die Seele des Verstorbenen dir erwidert. Wiederhole in Gedanken, was du meinst verstanden zu haben, und frage die Seele, ob du es richtig verstanden hast.

5 — Bedanke dich bei der anderen Seele. Nimm wieder drei tiefe Atemzüge und komm ins Hier und Jetzt zurück. Nimm wahr, wie du dich jetzt in deinem Körper fühlst, und strecke dich einmal gründlich.

EMPFOHLENE ÜBUNGSREIHE 20

Trauer, Wut und Angst loslassen

DAS ZWEITE JAHR: SICH HEILEN

»Jeder Atemzug ist eine neue Hoffnung.«

»Es gibt fünf Elemente, aus denen der Mensch gemacht ist: Erde, Wasser, Feuer, Luft und Äther. Sie entsprechen den fünf großen emotionalen Fallen: Anhaftung, Wollust, Wut, Gier und Stolz. Wenn jemand dir sagt, dass du diese eher negativ bewerteten Tendenzen loswerden solltest, dann fordert er von dir etwas Unmögliches. Keiner kann die fünf Elemente loswerden, aus denen er aufgebaut ist. Wenn du aus Erde gemacht bist, wie kannst du dann die Erde loswerden? Anhaftung ist die Qualität der Erde, Wut des Feuers. Wie kannst du von ihnen loskommen? Du kannst es nicht, da sie aus den fünf Elementen hervorkommen. Aber du kannst lernen, sie positiv einzusetzen, ihre Kraft für positive Zwecke umzulenken.«[39]

Wenn die Trauer dich allmählich zu der Erkenntnis gebracht hat, dass dein Leben sich mit diesem Verlust unwiederbringlich verändert hat, wird es möglich, dich selbst zu heilen. Die Bänder der Intimität, die zerrissen wurden, haben Wunden hinterlassen, die das erneute Erwecken deiner Lebensfreude blockieren könnten. Jetzt ist es an der Zeit, den Mangel an positiver Energie, der durch den Verlust entstanden ist, auszugleichen und die Wunden zu heilen. Im Yoga benutzen wir dafür das Modell der fünf Elemente, die, ähnlich wie die Elemente in der Chinesischen Medizin, auch eine psychologische und spirituelle Dimension haben. Nach einem intensiven Verlust ist häufig eines der Elemente zu schwach oder zu stark und sollte ausgeglichen werden. Oft sind auch mehrere Elemente aus dem Lot. Wähle aus der Liste das, was am meisten auf dich zutrifft. Wenn du es schaffst, ein Element auszugleichen, passen sich meistens auch die anderen an.

ELEMENT	SYMPTOME	EMPFOHLENE ÜBUNGEN
FEUER zu stark	oft irritiert, wütend; »Warum ich?«; destruktive Stimmungen; sich selbst oder andere verletzend; Hitzewallungen und Entzündungen; Hautprobleme mit Rötung; hoher Blutdruck	Entspannt leben 24 Verzeihen lernen 7 täglich langer, tiefer Atem praktizieren (s. Glossar) viel Wasser trinken
FEUER schwach	lässt sich hängen; motivationslos; langsame Verdauung und Ausscheidung; immer kalte Füße, kalte Hände	Die fünf Elemente des Körpers ausgleichen 3 Eingebildete Unfähigkeiten loswerden 21 täglich Feueratem praktizieren (s. Glossar)
WASSER zu stark	nimmt die Opferrolle ein; »Ich Armer!«; verbringt viel Zeit im Bett; depressive Stimmungen; keine Lebensfreude, keine Lebenslust; Alpträume; Pessimismus; viel Weinen; Schwitzen; nasse Hände	Heilmeditation 18 Trauer, Wut und Angst loslassen 21 Pittra Kriya – Trauer hinter sich lassen 23 Feueratem (s. Glossar)
WASSER schwach	keine Gefühle zulassen; nicht weinen können; nicht über Probleme reden können; Körper ist sehr trocken; Mundgeruch	Trauer, Wut und Angst loslassen 20 Jedes Jahr des Lebens reinigen 14 Bewusstes »Rebirthing« 19
ERDE zu stark	große Sicherheitsängste; sich nicht aus dem Haus trauen; Angst vor Armut; Einsamkeit; Steifheit; Gelenkprobleme	Das Kofferspiel (s. Kapitel »Erkenntnis, Loslassen und Abschied«) Die fünf Elemente des Körpers ausgleichen 3 Öffne dich für das Neue in dir 22 Entspannt leben 24 viel tanzen

ELEMENT	SYMPTOME	EMPFOHLENE ÜBUNGEN
ERDE schwach	Dinge leicht verlieren oder liegen lassen; nicht mit Geld umgehen können; nicht gut für den Körper sorgen; nicht wissen, was gebraucht wird; Termine nicht einhalten können; zerstreut sein	Die irdische und die ätherische Ebene miteinander verbinden 10 Das Gehirn synchronisieren 11 Erdung 25 täglich eine halbe Stunde Jogging
LUFT zu stark	nicht zuhören können; große Ungeduld; immer reden wollen und sich oft wiederholen; Nervosität; zu schnell entscheiden; Husten; Herzprobleme	Bewusstes »Rebirthing« 17 Entspannt leben 24 Eine-Minute-Atem gegen Angst 26
LUFT schwach	vergesslich; still; nicht reden wollen; nicht nachdenken; Atemprobleme – nicht genügend Luft bekommen; vage Ängste; nicht rausgehen wollen	Trauer, Wut und Angst loslassen 20 Eingebildete Unfähigkeiten loswerden 21 Feueratem (s. Glossar)
ÄTHER zu stark	Fanatismus; stark über andere urteilen; Religiosität ohne Freude; rechthaberisch; Kopfschmerzen	Die durch das Karma bedingte Kette von Ursache und Wirkung durchbrechen 6 Verzeihen lernen 7 Entspannt leben 24
ÄTHER schwach	keinen Sinn im Leben sehen; Glaube an Gott verloren; Depression; Zynismus; Sarkasmus	Unterbewusste Depression bei der Wurzel packen 9 Ein Lichtwesen werden 13 Für den direkten Zugang zur höheren Ebene des Äthers nach dem Tod 14

Zusätzlich zu den Übungen, die das betroffene Element ausgleichen, ist es gut, während des ganzen zweiten Jahres der Trauer die Heilmeditation (siehe Teil 3) zu praktizieren, am besten mit Freunden und der Familie zusammen.

EMPFOHLENE ÜBUNGSREIHE 21

Eingebildete Unfähigkeiten loswerden

DAS DRITTE JAHR: VISIONSSUCHE

»Die Schönheit einer starken Aura liegt darin, dass sie andere berührt.«

»Diejenigen, die sich auf einen disziplinierten Lebensstil stützen, wissen, dass das ganze Universum mit ihnen ist. Die engen Grenzen ihrer Vision verschwinden – das Bewusstsein manifestiert sich, und sie werden strahlend schön.«[40]

Sobald du wirklich verstanden hast, dass sich dein Leben durch den Verlust des geliebten Menschen unwiderruflich verändert hat, und sich auch deine Lebensgeister wieder etwas erholt haben, beginnt die letzte Phase des Trauerprozesses. Jetzt geht es darum, eine neue Vision für dein Leben zu finden, in welcher die abgeschnittenen Bedürfnisse neue Befriedigung finden können. Ziehe dich für eine Weile in die Natur, in ein Kloster oder in einen Ashram zurück und begib dich auf eine Visionssuche. Schließe bei der Entdeckung einer neuen Vision für dein Leben keine Möglichkeit aus, selbst wenn es auf den ersten Blick viel zu hochgegriffen oder unwahrscheinlich erscheint. Es geht darum, deinen Beitrag zum Ganzen zu finden, klein oder groß ist einerlei, etwas, mit dem du dich glücklich fühlst und was dein Leben bedeutungsvoll macht. Sobald du das findest und diesen Weg gehst, hat deine Trauer dir geholfen, dich deinem wahren Selbst näherzubringen.

Das ist bestimmt auch im Sinne des Verstorbenen – der von seiner Position in der Äther-Welt deine Entwicklung wahrnehmen kann und sich freut, wenn es dir gutgeht.

EMPFOHLENE MEDITATION 22

Öffne dich für das Neue in dir

TEIL 3: ÜBUNGEN UND MEDITATIONEN

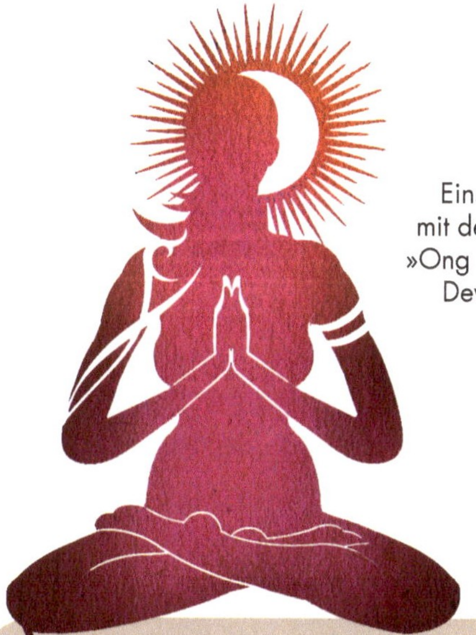

Einstimmung
mit dem Mantra:
»Ong Namo Guru
Dev Namo«

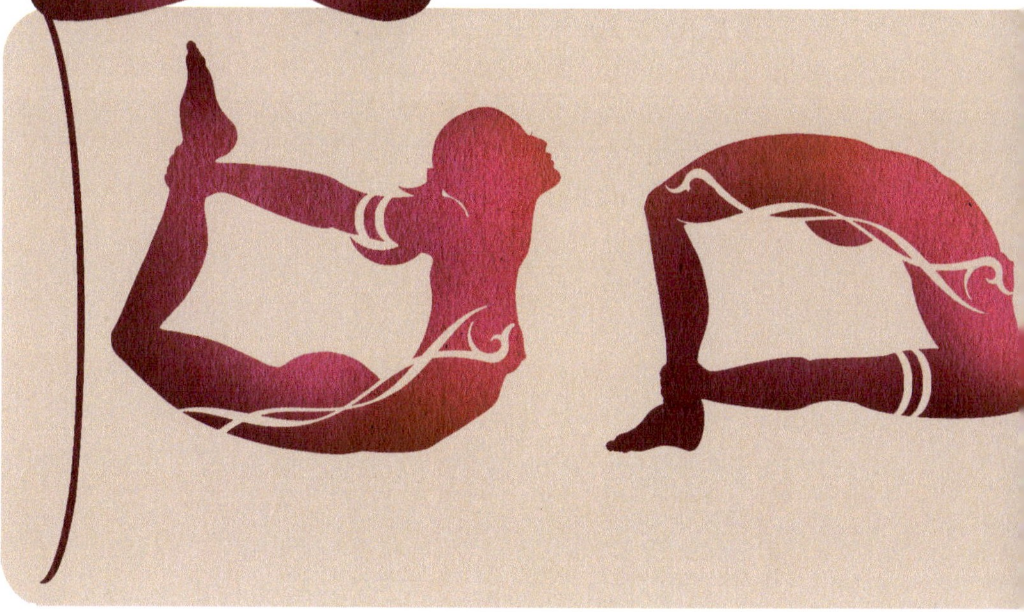

Übungsreihe

ABLAUF EINER ÜBUNGSREIHE

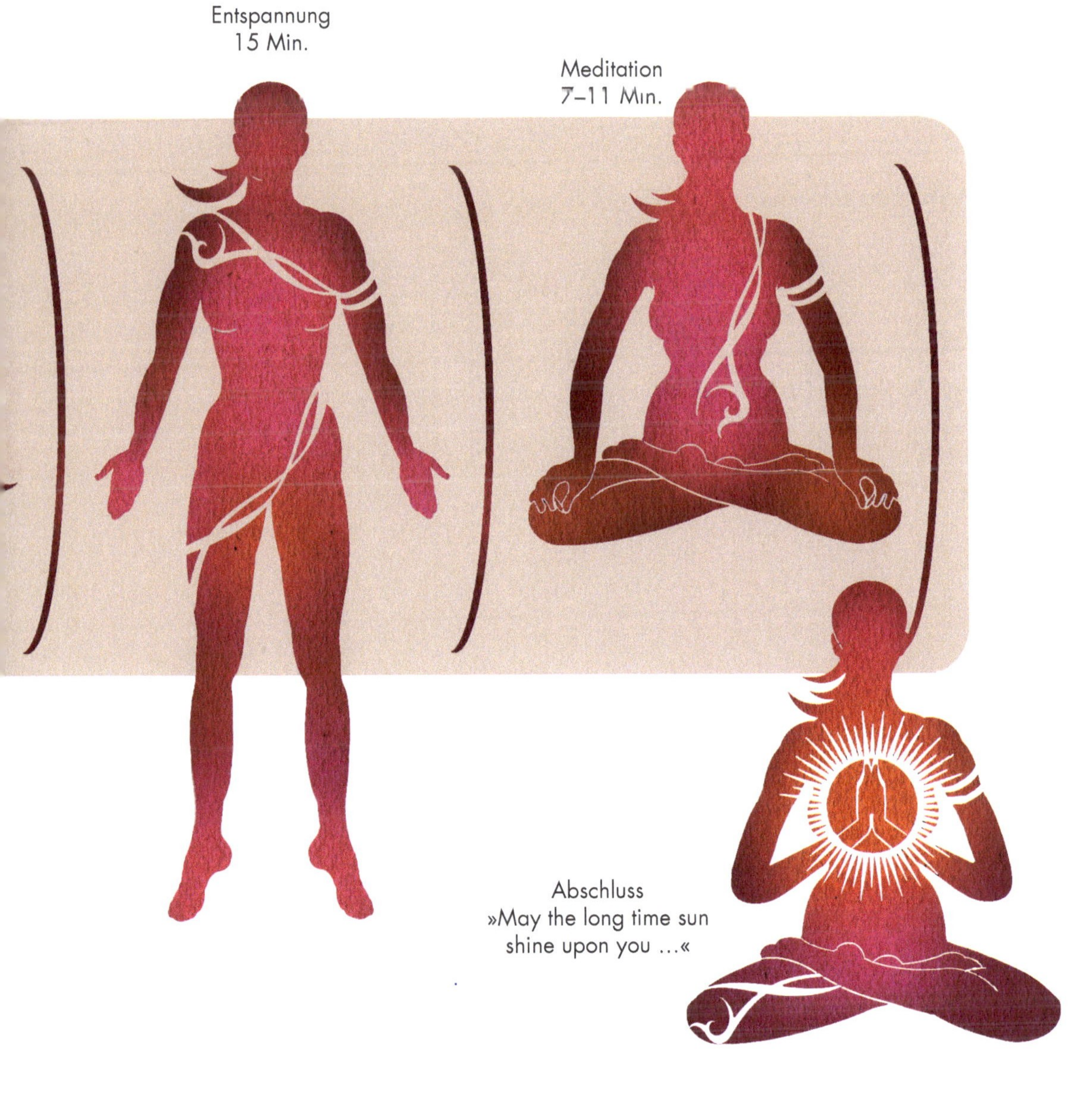

HINWEISE ZUM ÜBEN

»Was ist zu tun und was nicht?«[41]

Allgemeine Hinweise

- Es ist wichtig, Yoga mit leerem Magen zu üben. Daher solltest du zwei bis drei Stunden vor Beginn der Praxis nichts mehr essen.
- Vor, während und nach den Yoga-Übungen ist es gut, viel Wasser zu trinken. Halte während der Übungsreihen eine Flasche kohlensäurefreies Mineralwasser bereit und trinke immer wieder ein paar Schlucke zwischendurch. Wasser unterstützt die körperliche, emotionale und geistige Reinigung, die durch die Übungen ausgelöst wird.
- Sorge dafür, dass du während der Übungen und besonders während der Entspannung und der Meditation nicht abkühlst. Verwende einen Meditationsschal oder eine Decke und lege sie während der Meditation um deine Schultern oder decke dich damit während der Entspannung zu.
- Als Unterlage beim Yoga empfiehlt sich ein Schaffell oder eine andere Unterlage aus natürlichem Material, wie eine zusammengefaltete Wolldecke. Synthetische Fasern oder Materialien haben einen starken ungünstigen Einfluss auf unseren Körper und die Luftelektrizität, außerdem blockieren sie den natürlichen Energiefluss.
- Sorge für lockere Kleidung, vorzugsweise aus Baumwolle oder Leinen.
- Traditionell werden die Übungen im Yoga barfuß ausgeführt, da die Füße »atmen« sollen.

- Falls du wegen Rückenbeschwerden oder anderer Probleme in Behandlung bist, kläre vorab mit deinem Arzt oder Therapeuten, ob du die Übungen machen darfst.
- Auch wenn er oder sie es dir gestattet, beachte bitte trotzdem sehr genau deine eigenen Grenzen. Bei nicht vollständig verheilten Bandscheibenvorfällen sollte man besonders vorsichtig sein mit Übungen, bei denen man sich nach vorn beugt. Eine wichtige Maßnahme ist hier, den Beckenboden angespannt zu halten, solange man sich zurückbeugt (siehe unten das Thema *Bandhas*).
- Während ihrer Monatsblutung sollten Frauen besonders gut auf ihren Körper hören. Im Allgemeinen ist es besser, während der Menstruation auf schwere Übungen, die Druck auf den Bauch ausüben, zu verzichten.

Einstimmung

Bevor du mit den Übungen beginnst, stimme dich ein, indem du dreimal ONG NAMO GURU DEV NAMO singst. Übersetzt bedeutet das: »Ich begrüße die kosmische Energie und den erhabenen Weg, der vom Dunkeln zum Licht führt.« Die Töne dieses Mantras sind lang. Obwohl der Mund geöffnet ist, bewegt sich die meiste Luft und damit auch der Klang durch die Nase, wodurch der obere Gaumen zu schwingen beginnt. Dies beeinflusst den Hypothalamus und die Hypophyse im Gehirn.

Mantras

Ein wichtiges Ziel bei der Übung des Yoga ist es, den Geist, der manchmal mit einem vorlauten Affen verglichen wird, da er so schwer zu bändigen ist, still werden zu lassen. Dafür werden Konzentrationspunkte innerhalb oder auch außerhalb des Körpers benutzt und ebenso Mantras. Das zentrale Mantra im Kundalini-Yoga ist SAT NAM. Es begleitet unseren Atem fortwährend, auch wenn es in der Beschreibung der

Übungen nicht extra erwähnt wird. Wir denken SAT bzw. SAAAAAAT beim Einatmen und NAM bzw. NAAAAAAAM beim Ausatmen. SAT heißt »Wahrheit« und NAM »Identität«. SAT NAM bedeutet »wahre Identität« oder »wer du wirklich bist«. Wie die Mantras in diesem Buch klingen sollen, kannst du dir auf unserer Webseite www.satyasingh.com anhören.

Atemformen

Der lange, tiefe Atem beginnt mit dem Vorwölben der Bauchdecke, danach weiten sich die Rippen. Schließlich ziehen sich die sogenannten Hilfsatemmuskeln, die Schüsselbeine, das Brustbein und die oberen Rippen noch etwas hoch und vor.

Bei der Ausatmung lässt man erst die Hilfsatemmuskeln los, dann senken sich die Rippen und schließlich die Bauchdecke. Der lange tiefe Atem hat eine zentrierende und entspannende Wirkung.

Der Feueratem ist ein reiner Bauchatem. Beim Einatmen wölbst du die Bauchdecke schnell nach außen, beim Ausatmen ziehst du sie wieder ein. Der ideale Feueratem ist schnell, bis zu zweimal pro Sekunde. Jedoch kannst du ihn am Anfang auch langsamer ausführen. Setze dich dabei auf keinen Fall unter Druck.

40 Tage, 90 Tage, 1000 Tage

Einfach ab und zu Yoga zu üben bewirkt schon viel. Wenn du jedoch systematisch etwas an dir verändern möchtest, ist es ratsam, eine Übungsreihe oder Meditation täglich zu wiederholen. Die traditionellen Übungsperioden umfassen 40, 90 oder 1000 Tage. Während dieser Zeit verankern sich die Energie und die Transformationen, die durch Übungen herbeigeführt werden, immer tiefer.

Intensität und Dauer der Übungen

Wie lange du eine Übung ausführen kannst, ist jeweils mit angegeben. Doch du solltest die Intensität und Dauer der Übung immer selbst bestimmen. Gehe beim Üben nicht so weit über deine Grenzen hinaus, dass dein Körper Schaden nimmt. Aber bleibe auch nicht unter deinen Fähigkeiten, denn sonst kann die Übung dein persönliches Wachstum nicht fördern.

Mudras

Mudras sind spezielle Hand- oder Fingerhaltungen, die wichtige Energiepunkte und Meridiane in den Händen und Fingern verbinden und dadurch subtile Wirkungen auslösen. Die am häufigsten verwendete Mudra ist die *Gyan-Mudra*, bei der sich die Spitzen von Daumen und Zeigefinger berühren und die anderen Finger entspannt gestreckt werden. Der Daumen steht für das Ich, das Ego. Der Zeigefinger ist dem Jupiter zugeordnet, der energetisch mit der Qualität von Wachstum und Weisheit zu tun hat.

Konzentrationspunkte

Die geistige Präsenz wird intensiver, wenn zwei oder mehr Konzentrationspunkte oder -hilfen genutzt werden. So kannst du dich zum Beispiel auf ein Mantra und gleichzeitig auf die Schwerkraft konzentrieren. Oder du kannst deinen Blick – innerlich oder äußerlich – auf einen Punkt richten, während du dich gleichzeitig auf den Atem konzentrierst. Das sind nur zwei Beispiele von vielen Möglichkeiten.

Bandhas

Die Bandhas sind sogenannte Körperschleusen, die aus Muskeln bestehen, die nicht für die Fortbewegung gebraucht werden, aber die im Körper eine unterstützende und verschließende Funktion haben. Sie werden im Yoga als ein Mittel angewendet, um die Energie im Körper nach oben zu bringen. Es gibt vier Bandhas:

Mulbandh, die »Wurzelschleuse«, betrifft die Beckenbodenmuskulatur. »Mulbandh ziehen« bezeichnet das Anziehen der Muskeln von After, Geschlechtsorgan und unterem Bauch bzw. des Nabelpunkts, der drei bis fünf Zentimeter unter dem Nabel liegt. Bei Männern liegt der Schwerpunkt der Kontraktion am Damm, der Region zwischen After und Geschlechtsorgan, und bei Frauen am Gebärmuttermund. Das Ziehen von Mulbandh kann nach jeder Übung, insbesondere nach jeder Meditation als Abschluss eingesetzt werden. Atme dazu tief ein, halte den Atem zehn Sekunden lang an, während du Mulbandh ziehst, und atme dann wieder aus. Du kannst dies ein- oder zweimal wiederholen.

Mulbandh befördert die Energie aus der Bauchhöhle nach oben und hat darüber hinaus noch viele andere positive Wirkungen, etwa auf den Blutdruck und das Drüsensystem. Bei allen intensiven Biegungen des Rumpfes ist es empfehlenswert, Mulbandh leicht gezogen zu halten, um die Wirbelsäule zu stützen.

Uddhyana Bandha, die »Zwerchfellschleuse«, wird aktiviert, indem du den Bauch nach innen und oben ziehst. Es dient dazu, die Energie vom Brustkorb weiter nach oben zu transportieren.

Jalandhara Bandha, die »Nackenschleuse«, richtet die Halswirbelsäule auf. Ziehe das Kinn ein und drücke gleichzeitig den Scheitelpunkt nach oben, ohne den Kopf vorzubeugen. Hebe deine Brust dabei leicht an. Diese Schleuse ermöglicht der Energie, ungehindert nach oben zu fließen.

Maha Bandha, die »Große Schleuse«, wird ausgeführt, indem die drei beschriebenen Schleusen alle gleichzeitig aktiviert werden. Drücke zusätzlich die Zungenspitze nach hinten und oben auf den weichen Gaumen und richte die Augen hinter geschlossenen Augenlidern nach oben.

Begleite die Übung mit folgender Atmung: Atme erst aus. Dann halte den Atem zehn Sekunden lang an und aktiviere dabei Maha Bandha. Dann atme wieder ein.

Auch dieses Bandha wird oft als Abschluss einer Übung oder Meditation eingesetzt.

Entspannung

Eine gute Faustregel besagt, bei einer Serie von neun Übungen nach der dritten und der sechsten Übung eine kleine Entspannung von ein bis zwei Minuten einzulegen. Wenn du länger entspannst, sackt die Energiewelle, die du geschaffen hast, wieder ab. Am Ende der Übungen sollte eine ausgedehnte Entspannung von zehn bis 15 Minuten stehen. Bei der Entspannung ist es gut, alles loszulassen, auf die Natur zu hören, die Schwerkraft zu spüren und die Atmung wahrzunehmen.

Anpassung einer Übung

Wenn du aus gesundheitlichen Gründen eine Übung nicht machen kannst, wenn du z. B. wegen Knieproblemen nicht in die einfache Sitzhaltung gehen kannst, dann versuche die Übung so abzuwandeln, dass du sie im Rahmen deiner Möglichkeiten ausführen kannst. Bei unserem Beispiel der einfachen Sitzhaltung hieße das dann, stattdessen den Fersensitz zu machen, einfach die Beine vorzustrecken oder sogar die Übung auf einem Stuhl (oder Rollstuhl) auszuführen. Viele Übungen kannst du sogar, wenn das die einzige Möglichkeit ist, die dir noch zur Verfügung steht, im Liegen praktizieren.

ÜBUNG 1

Einschlafen und die Kunst des Sterbens

Lege dich zum Einschlafen in Shavasana, die Totenhaltung. Die Hände liegen neben dem Körper, die Handinnenflächen zeigen nach oben. Die Beine werden nicht überkreuzt. Während du allmählich einschläfst, stelle dir vor, wie alles Prana, alle Energie, aus deinem Körper abfließt und du es aus deinem Scheitelpunkt herauspumpst. Denke dabei das Mantra WAHE GURU (»Ekstase vom Dunkeln zum Licht«).

Wenn du dich schon während deines Lebens beim Einschlafen auf diese Art mit dem Tod vertraut machst, wirst du lernen, frei von Angst zu leben und entspannt zu sterben.

ÜBUNGSREIHE 2

Die Kraft, das Leben aktiv zu gestalten und den Tod selbst zu bestimmen

Die Übungen 1 bis 6 und 8 sind in einfacher Haltung auszuführen. Wenn du nicht in einfacher Haltung auf dem Boden sitzen kannst, setze dich auf ein Sitzkissen, ein Bänkchen, einen Hocker oder einen Stuhl. Wer im Rollstuhl sitzt, kann diese Übungen ebenfalls ausführen. Dies gilt auch für alle noch folgenden Übungen in einfacher Haltung.

1 Lege die Hände (oder Fäuste, wenn deine Arme dafür nicht lang genug sind) neben dem Körper auf den Boden bzw. auf deine Sitzunterlage. Während du einatmest, hebe dein Gesäß etwas hoch bzw. verringere das Gewicht auf deinem Gesäß und lasse dich dann vorsichtig wieder nieder, während du ausatmest (1).
Dauer: 1 Minuten

Wir arbeiten an der mit dem Sterben verbundenen Erfahrung der Gewichtslosigkeit. Die Übung hilft auch, die Schultern zu entspannen und loszulassen.

2 Während du einatmest, öffne die Arme schräg nach oben im Winkel von 60 Grad zueinander (2a) und führe die Handflächen dann mit der Ausatmung vor der Brustmitte zusammen (2b). Die Bewegung ist schnell, fast klatschend, aber die Handflächen berühren sich nicht.
Dauer: 1–2 Minuten

Diese Übung bringt die Energie zum Herzzentrum und hilft dir, deine Mitte zu wahren.

1

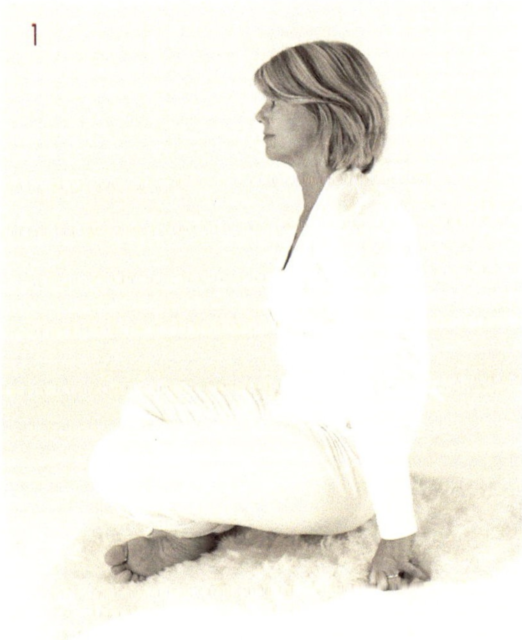

2a

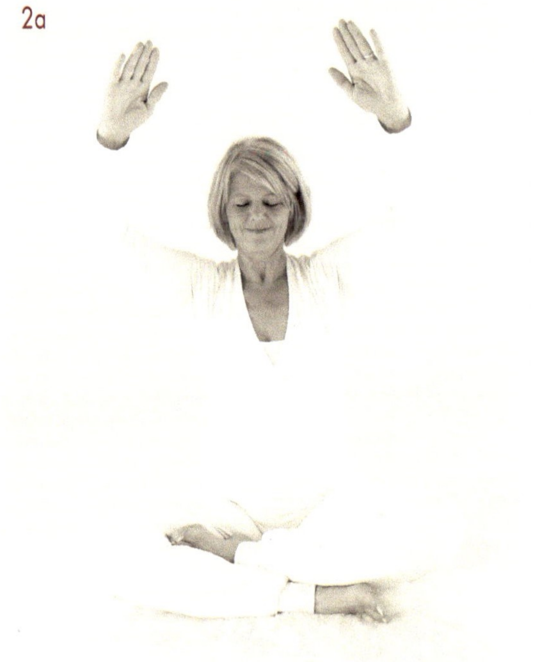

2b

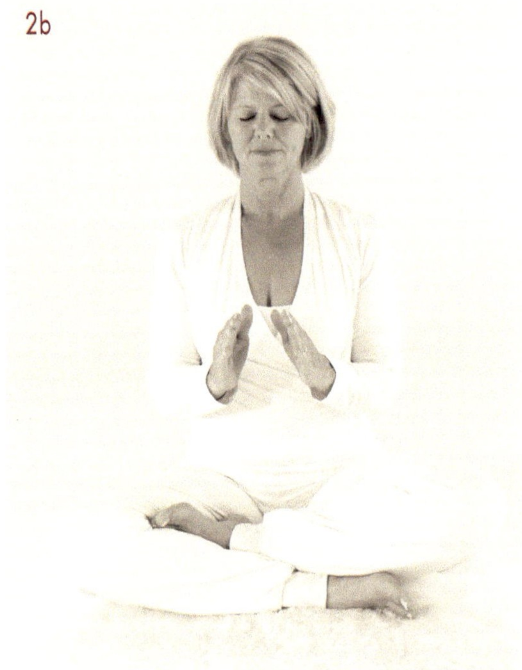

3 Wiederhole die erste Übung dieser Übungsreihe.
Dauer: 30 Sekunden

4 Deine Arme sind vor dem Körper ausgestreckt, die Handflächen weisen nach unten. Die Hände nehmen dabei folgende Mudra ein: Der dem Jupiter zugeordnete Zeigefinger und der dem Saturn angehörige Mittelfinger sind gestreckt, die anderen Finger sind angewinkelt und der Daumen ist abgespreizt. Während du einatmest, hebe die Arme senkrecht hoch (4a) (4b). Dann führe die Arme mit dem Ausatmen wieder herunter, bis sie horizontal sind. (4c) Führe die Bewegung kraftvoll aus und wiederhole sie mehrmals.
Dauer: 1–2 Minuten

Die Bewegung wirkt auf die aufrechte Haltung und die Brustwirbelsäule. Die Mudra verhilft zu mehr Gelassenheit beim Umgang mit dem Karma. Das Zusammenführen des Jupiter-Fingers, der für Glauben, Hoffnung und Wachstum steht, mit dem Saturn-Finger, der Disziplin und Karma symbolisiert, führt zu mehr Neutralität und Weisheit in deinen Entscheidungen.

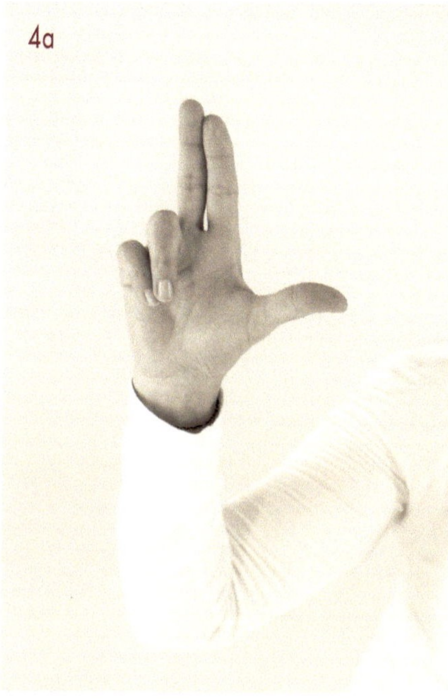

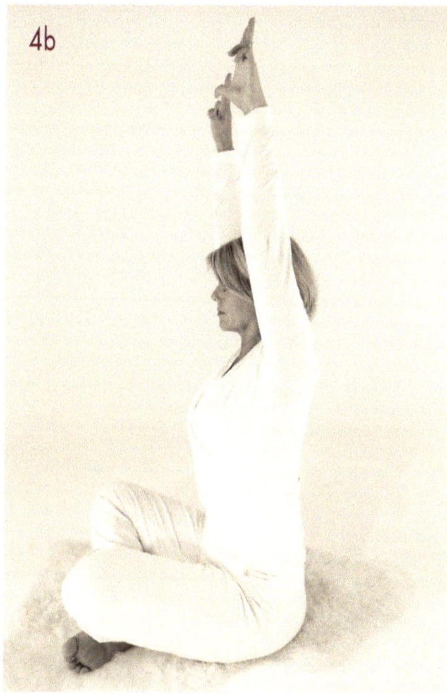

4c

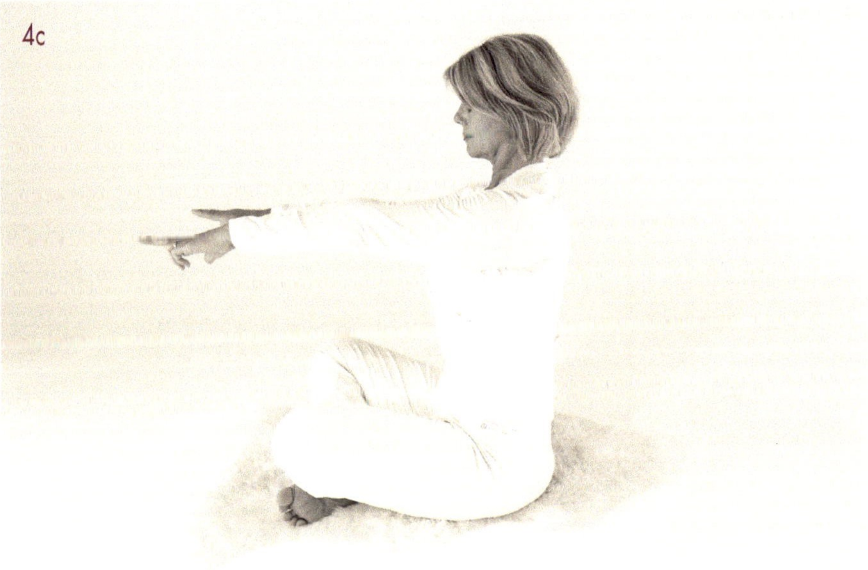

5 Bilde Fäuste um deine Daumen herum und lasse sie vor deiner Brustmitte in einer schnellen, vorwärtsrollenden Bewegung umeinander kreisen. (5) Atme dabei lang und tief ein und aus. Dauer: 1–2 Minuten

Diese Übung stärkt das Herz-*Chakra*.

5

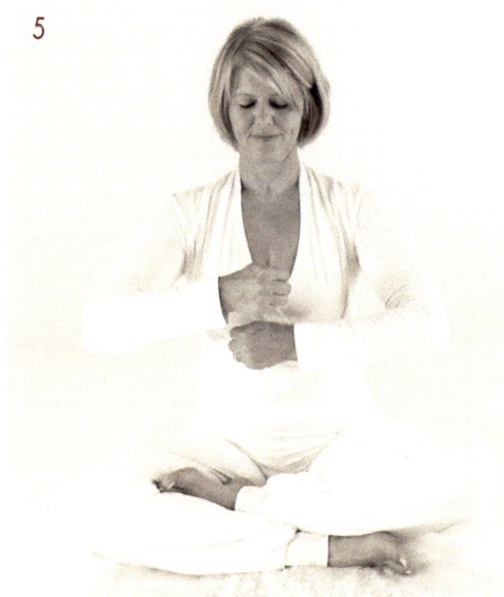

6 Strecke die Arme hoch über deinen Kopf, die Schultern bleiben dabei entspannt. Fasse deine Ellbogen mit den Händen. Beim Einatmen strecke dich so weit wie möglich nach oben (6a), beim Ausatmen beuge dich so weit du kannst nach vorne auf den Boden. (6b) Jedes Mal, wenn du dich aufrichtest, ziehe Mulbandh – also spanne die Muskeln von After, Geschlechtsorgan und Nabelpunkt an –, um den Rücken zu stützen.[42]
Dauer: 3–5 Minuten

Sich zu verneigen fördert Demut und Hingabe. Die Armhaltung verstärkt das Scheitelpunkt-Zentrum, das für die Seele beim Übergang des Todes der geeignetste Austrittspunkt ist.

7 Lege dich in die Rückenlage und entspanne dich. (7)
Dauer: 5 Minuten

6a

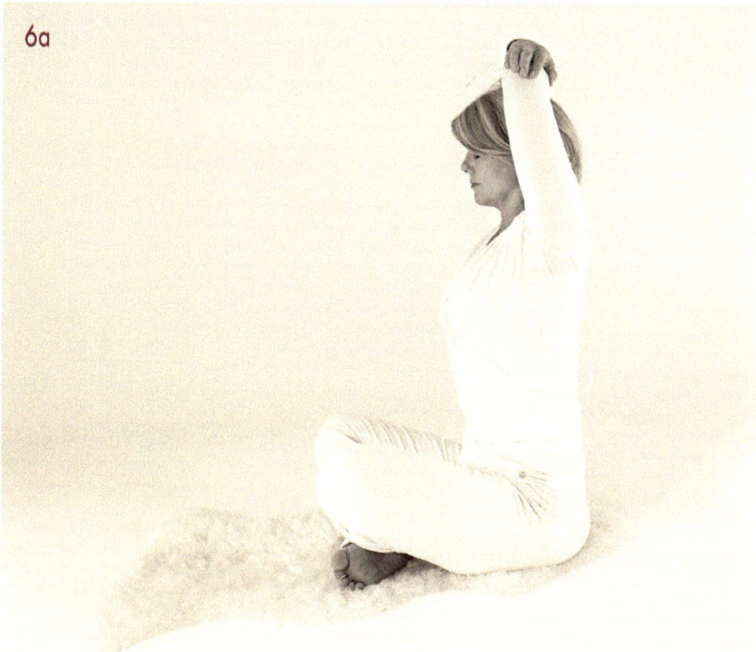

6b

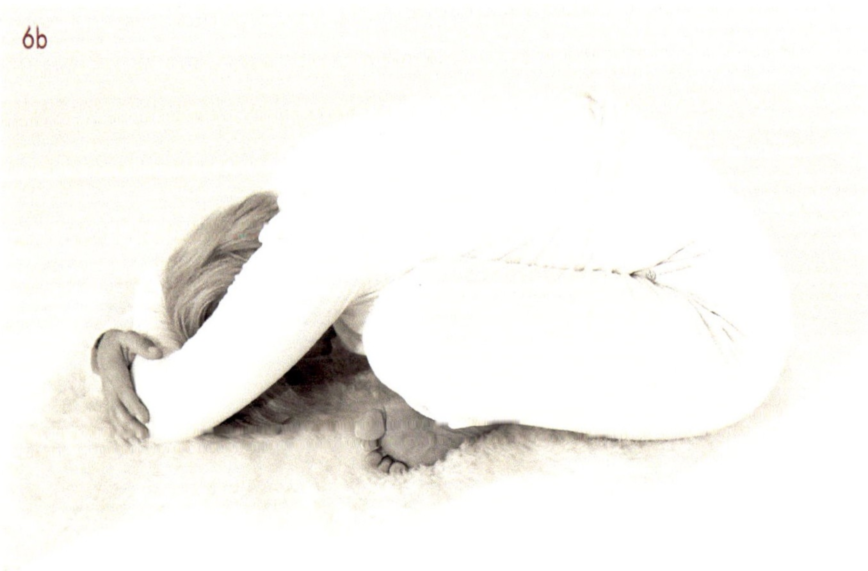

7

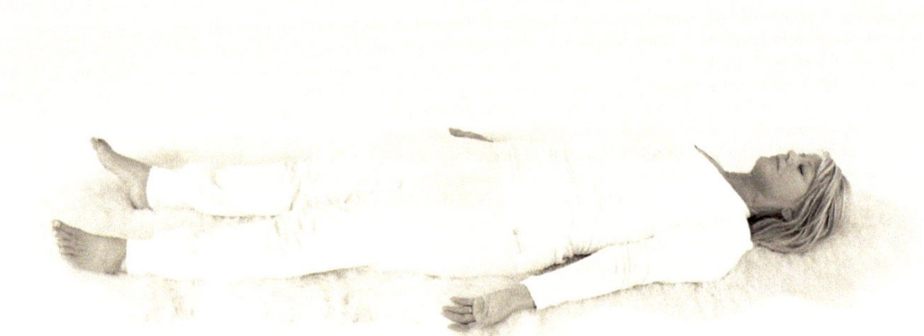

8 Nimm wieder die einfache Haltung im Sitzen ein. Strecke die Arme über den Kopf und lege die Handflächen zusammen. Diese Haltung heißt Berghaltung. Während du einatmest, neige den gesamten Oberkörper mit den Armen nach links (8a), und während du ausatmest, neige Oberkörper und Arme nach rechts. (8b) Halte die Augen geschlossen und bewahre den inneren Blick auf deiner Nasenwurzel.[43]
Dauer: 3–5 Minuten

Diese Übung stärkt den Bereich der siebten Rippe, von dem aus deine ganze Lebensenergie gesteuert wird.

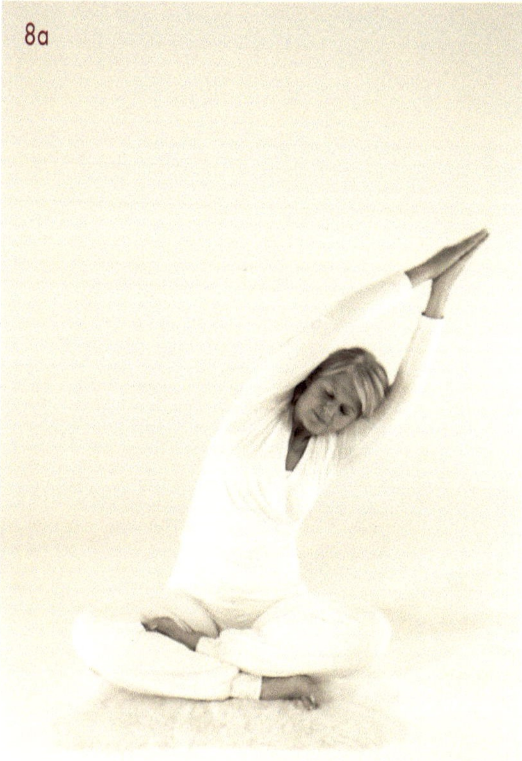
8a

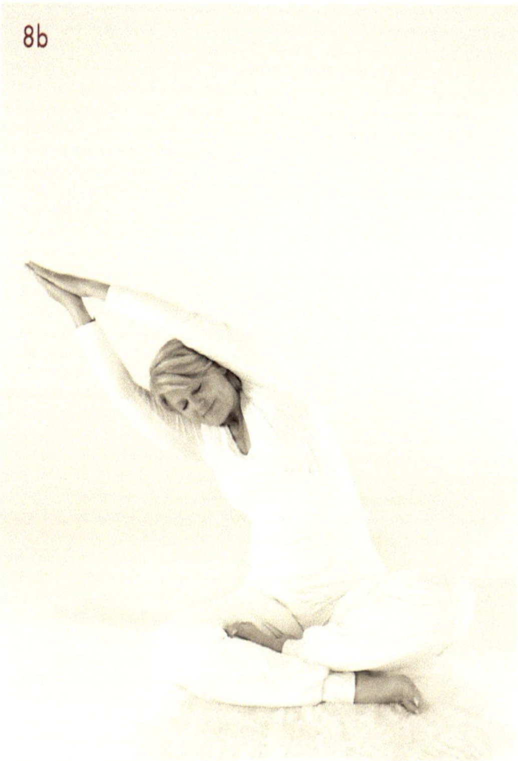
8b

9 Lege dich auf den Rücken und verschränke die Hände im Venusgriff – das heißt, die Finger beider Hände greifen wie beim Beten ineinander – unter dem Nacken. Beim Einatmen hebe die Hüfte, die Beine bleiben dabei gerade. Beim Ausatmen lege die Hüfte wieder ab. (9)
Dauer: 2–4 Minuten

Diese Übung wirkt auf das erste Chakra, das dem Element Erde zugeordnete Wurzel-Chakra. Sie fördert die Fähigkeit, die Erde loszulassen.

10 Schließe diese Übungsreihe mit einer langen, tiefen Entspannung in der Rückenlage ab. (10)
Dauer: 7–15 Minuten

9

10

MEDITATION 3

Die fünf Elemente des Körpers ausgleichen

Sitze in einfacher Haltung oder auf einem Stuhl mit den Fußsohlen flach auf dem Boden. Winkle die Unterarme an und halte sie senkrecht. Die Handflächen zeigen auf Schulterhöhe zueinander. (1a) Strecke Ringfinger (Sonne), Mittelfinger (Saturn) und Zeigefinger (Jupiter) gerade nach oben und lege die Spitzen von Daumen und kleinem Finger zusammen. (1b) Öffne den Mund und strecke die Zunge so weit wie möglich heraus. Atme möglichst schnell durch den Mund ein und aus. Dieser hechelnde Atem wird »Hundeatem« genannt.
Schließe deine Augen und lausche deinem Atem. Stelle dir bei jedem Atemzug den Klang HAR vor.
Dauer: 10 Minuten
Zum Abschluss rolle die Zunge nach innen und halte den Atem für 15 Sekunden an.

Diese Meditation kann chronische Wut, Trauer und andere Emotionen, die sich im Laufe des Lebens durch ein Ungleichgewicht der fünf Elemente angestaut haben, auflösen und den Übenden in einen Zustand kindlicher Unschuld versetzen. Dieser Zustand unterstützt beim Übergang die Verwandlung der Elemente von ihrer grobstofflichen in eine feinstoffliche Form.

1a

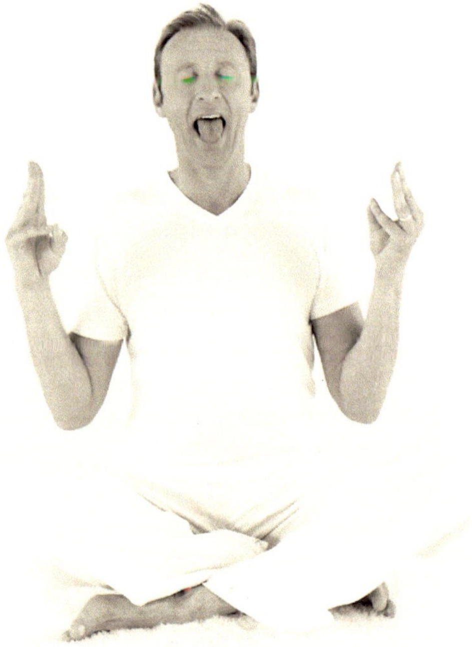

1b

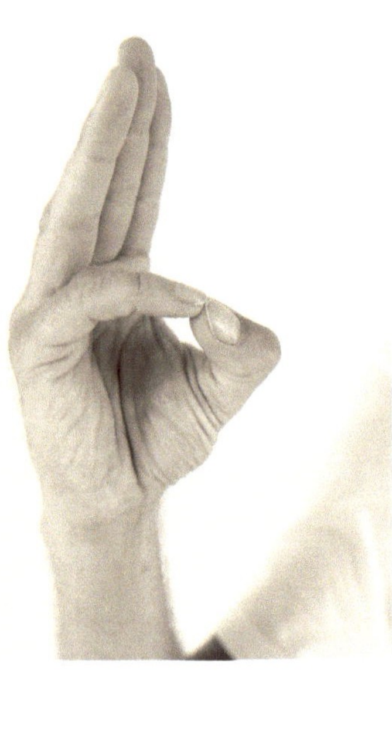

MEDITATION 4

Den Tod überwinden

Die Übungen 1 bis 5 dieser Meditation sind in einfacher Haltung auszuführen. Wenn du nicht in einfacher Haltung auf dem Boden sitzen kannst, setze dich auf ein Sitzkissen, ein Bänkchen, einen Hocker oder einen Stuhl.

1 Bilde mit deiner rechten Hand die Gyan-Mudra: Daumen und Zeigefinger werden zusammengeführt, die übrigen Finger sind gestreckt. Dann lege deine rechte Hand auf das rechte Knie. (1a) Strecke deinen linken Arm schräg nach oben und außen (1b), Zeigefinger und Mittelfinger gestreckt, die beiden anderen Finger unter dem Daumen gefaltet. (1c) Atme lang und tief – wenn du kannst, nur zwei- oder dreimal pro Minute. Halte die Augen geschlossen und konzentriere dich auf die Nasenwurzel.
Dauer: 2–5 Minuten

Diese Übung neutralisiert und entspannt. Die Mudra verbindet die Jupiter-Energie des Zeigefingers, also Weisheit und Wachstum, mit der Saturn-Energie des Mittelfingers, d.h. Disziplin und Karma. Der 60-Grad-Winkel des linken Arms wirkt auf das Herz-Chakra.

1a

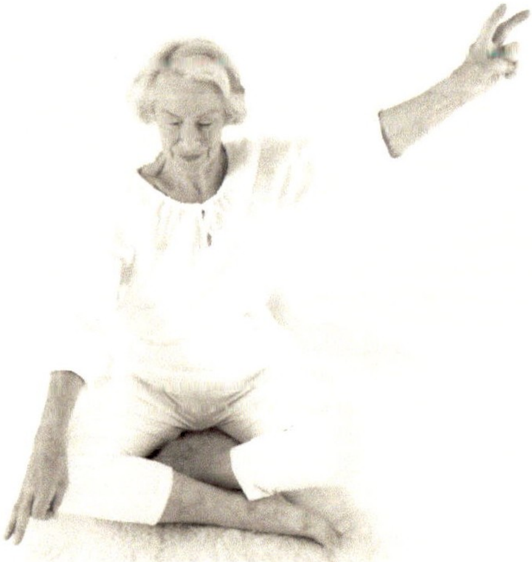

1b

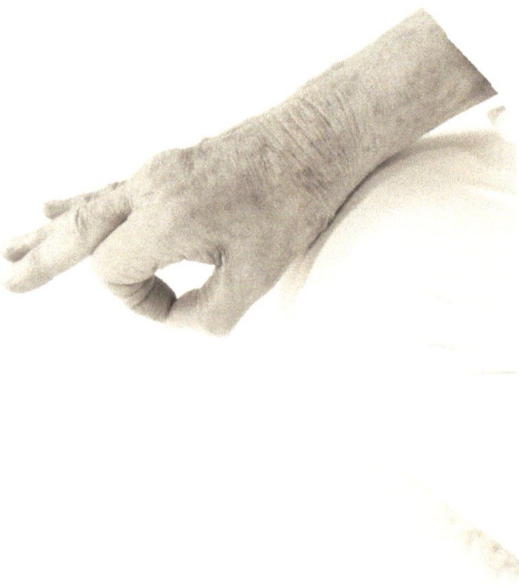

1c

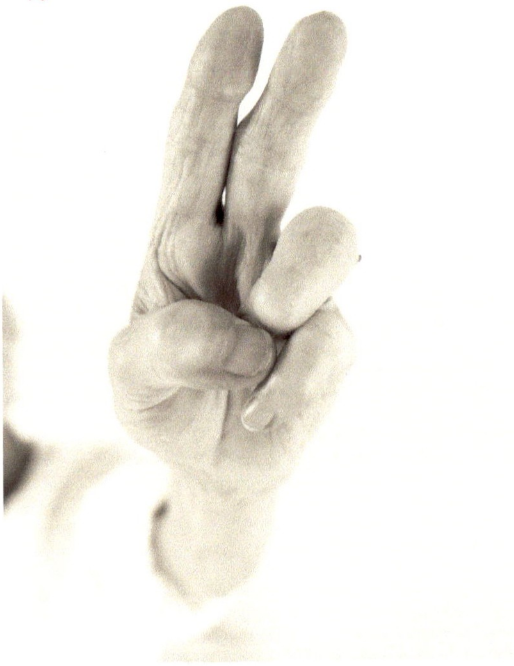

2 Halte die Hände mit den Handflächen nach unten vor der Brustmitte, die rechte Hand über der linken. Die Unterarme sind waagerecht. (2) Atme wieder lang und tief ein und aus und richte bei geschlossenen Augen den inneren Blick auf die Nasenwurzel.
Dauer: 2–5 Minuten

Diese Haltung stärkt ebenfalls das Herzzentrum.

2

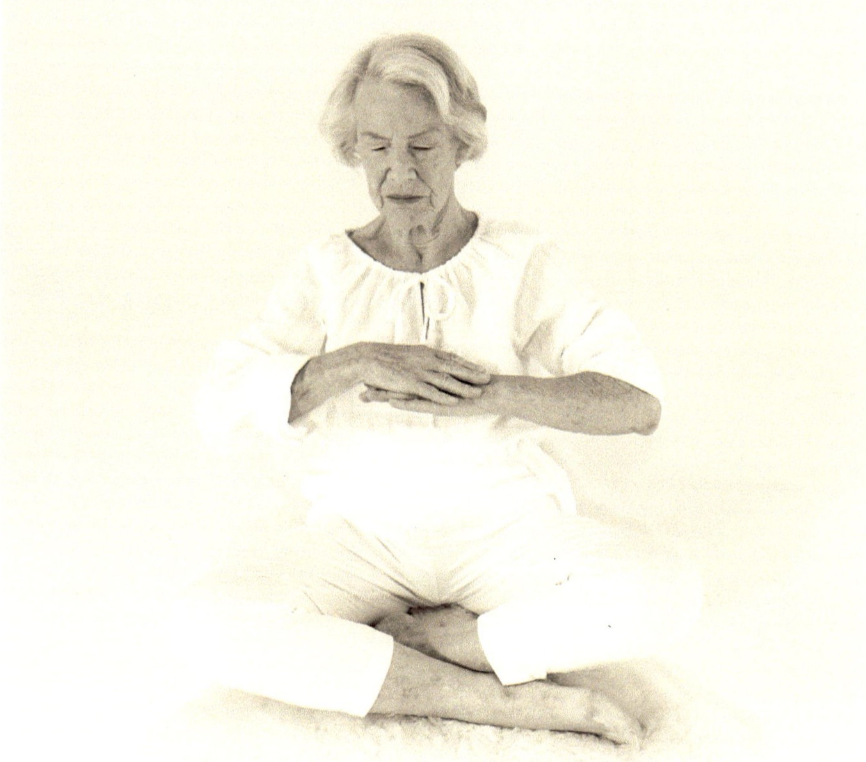

3 Lege die Hände auf dein Herz. (3) Wie bei der vorherigen Übung bleibt der Atem lang und tief, und der Blick ist weiterhin auf die Nasenwurzel gerichtet.
Dauer: 5–10 Minuten

Das Ziel des Yoga ist es, die Energien der höheren Zentren (Inspiration und Intuition) so mit den Energien der unteren Zentren (Sicherheit, Lust und Wille) zu verbinden, dass sie in einem strahlenden, warmen Herzzentrum (Liebe und Mitgefühl) zusammenkommen. Daher gibt es im Kundalini-Yoga viele Übungen, die auf immer wieder andere Weise die Herz-Energie verstärken.

3

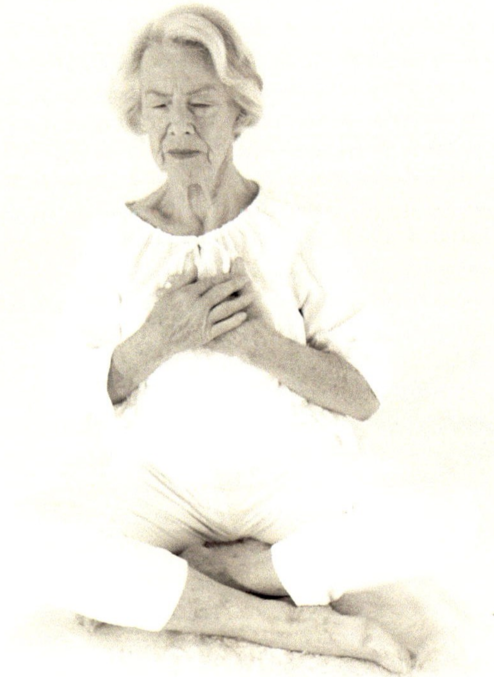

4 Lege deine Hände im Venusgriff, das heißt mit verschränkten Fingern, hinter den Nacken. (4) Behalte den Atem und die Konzentration der Augen aus der vorhergehenden Übung bei.
Dauer: 5–10 Minuten

Diese Haltung der Hände unterstützt den Energiefluss zum Gehirn und zu den oberen Chakras – dem Zentrum zwischen den Augenbrauen, das dir hilft, intuitiv deinen Weg zu finden, und dem Zentrum auf dem Scheitelpunkt, das dir deine Einheit mit »Allem, Was Ist« bewusst macht.

5 Bringe die Arme und Hände in die gleiche Haltung wie in der ersten Übung. Atme tief ein und chante das Mantra SAAAT NAM. Singe SAAAT ungefähr achtmal so lange wie NAM.
Dauer: 3 Minuten

Dieses Mantra ist ein Pran-Sutra, also ein Mantra, das dir während deines Lebens und beim Übergang des Sterbens hilft, klar und in gutem Kontakt mit deinem Selbst zu bleiben. SAT bedeutet »Wahrheit«, NAM »Identität«. SAT NAM bedeutet also »wahre Identität«.

Zum Abschluss dieser Meditation lege dich in die Rückenlage, die Hände befinden sich mit den Handflächen nach oben neben deinem Körper, die Augen sind geschlossen. Entspanne dich.

4

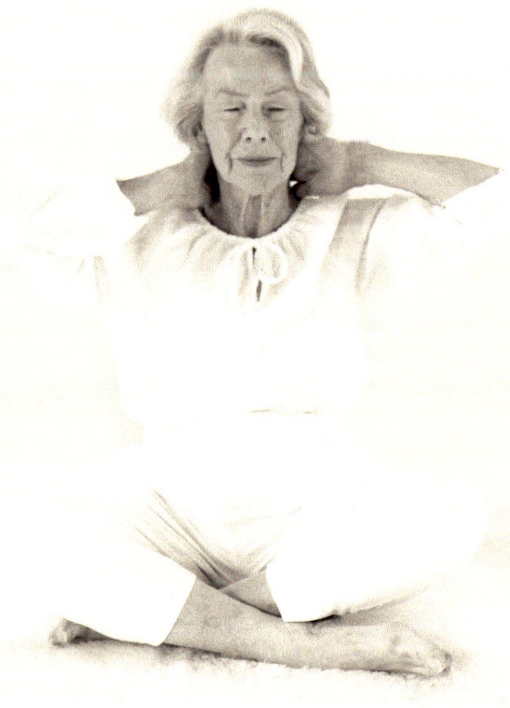

MEDITATION 5

Das Ungesehene sehen

Sitze in einfacher Haltung mit gerader Wirbelsäule. Beuge den linken Ellbogen, der Oberarm liegt an den Rippen. Die Handfläche zeigt nach vorne, Daumen und Ringfingerspitzen berühren sich im *Surya-* oder Sonnen-Mudra. (1a) Strecke den rechten Arm gerade nach vorn und halte die Handfläche wie eine Schale, in der du Regen auffängst. (1b) Schließe deine Augen und konzentriere dich auf die Spitze deines Kinns. Atme lang, tief und bewusst.
Dauer: 7–11 Minuten
Zum Abschluss der Meditation entspanne die Haltung, schüttele deinen Körper und stehe auf. Rede mit jemandem, um dich wieder zu erden.

1a

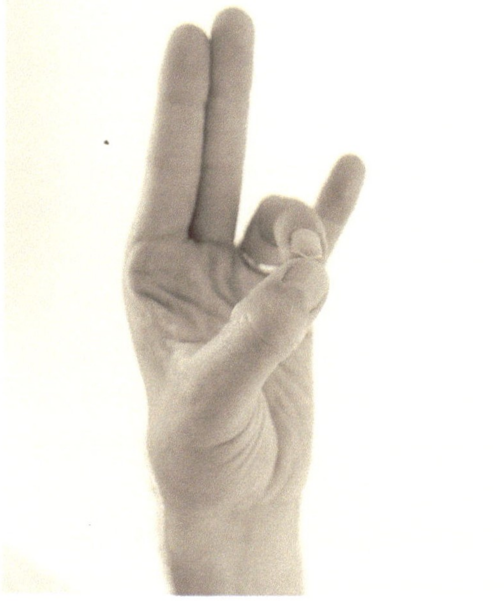

1b

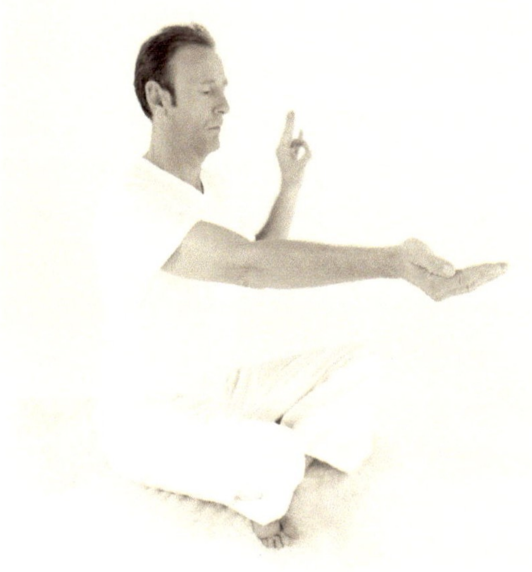

Diese Meditation wird auch »der Regenfänger« genannt.
Die Mudra der rechten Hand – die Schale – wirkt auf deine Fähigkeit, subtile Schwingungen zu empfangen. Bei der linken Hand berührt der Daumen den Ringfinger, der im Yoga der Sonne zugeordnet wird. Diese Mudra vermehrt dein inneres Licht und verstärkt deine intuitive Wahrnehmung.
Der Konzentrationspunkt an der Spitze deines Kinns ist ein Mond-Punkt, ein sensitiver Punkt, der mit deiner Lebensenergie und deinen Emotionen in Verbindung steht. Dich darauf zu konzentrieren hilft dir, deine Gefühle und die von anderen besser wahrzunehmen.
Diese Meditation lässt dich deine Geburtsvision und damit das Ziel deines Lebens besser verstehen. Es ist sehr empfehlenswert, sie täglich zur selben Zeit 120 Tage lang auszuführen. Ihre tiefe Wirkung offenbart sich erst bei regelmäßiger Übung.

MEDITATION 6

Die durch das Karma bedingte Kette von Ursache und Wirkung durchbrechen

Sitze in einfacher Haltung und lege die Handflächen vor deiner Brust zur Gebets-Mudra zusammen. Singe das Mantra SAT NAM SAT NAM SAT NAM JI WAHE GURU WAHE GURU WAHE GURU JI. Dieses Mantra bedeutet: wahre Identität (SAT NAM), geliebte Seele (JI), Ekstase (WAHE) vom Dunkeln zum Licht (GURU), geliebte Seele (JI). Während du das Mantra singst, reibe die Hände im Rhythmus aneinander auf und ab. (1a) (1b)
Dauer: 7–11 Minuten
Zum Abschluss der Meditation presse die Hände kräftig zusammen, atme tief ein, halte den Atem für einen Moment ein und strecke die Wirbelsäule, dann atme aus. Wiederhole diese Abfolge dreimal. Beim letzten Mal stelle dir vor, wie Energie dreimal von deinem Steißbein bis zum Scheitelpunkt hochsteigt und wieder zurückfließt.

1 — Durch diese Meditation werden intensive energetische Prozesse in Bewegung gebracht:
Das Reiben der Hände findet in dem Bereich des Energieflusses des Konzeptions-Meridians statt, der vom Perineum bis zu der Unterlippe verläuft. Weil dieser Meridian das Nervensystem und das Gehirn reguliert, ermöglicht seine Stärkung ein bewussteres Handeln, das dem Karma weniger unterworfen ist.

2 — Die Hände bewegen sich vor dem Herz-Zentrum und intensivieren damit das Mitgefühl.

3 — Die linke Hand ist mit der linken, dem Mond zugeordneten Körperhälfte verbunden und die rechte Hand mit der rechten, der Sonne angehörigen Körperseite. Der Mond steht für Entspan-

nung und Kreativität, die Sonne für Tatkraft und Energie. Sonne und Mond in dieser Mudra zu verbinden gleicht deine Handlungen aus.

4 — Das Mantra erhebt dich und macht dich unabhängiger von deinem Karma, weil es dich an deine wahre Identität, an deine Liebe zu deiner Seele und an deinen Weg erinnert. Diese Wirkung geschieht größtenteils unbewusst.

1a

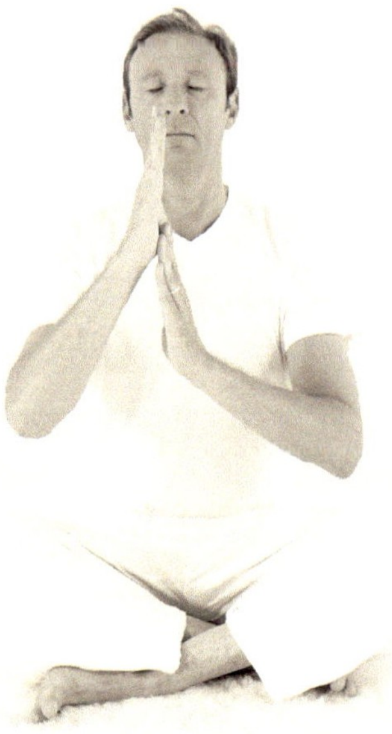

1b

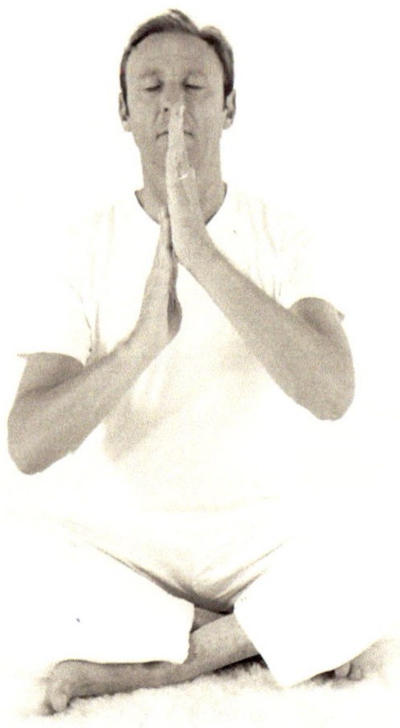

MEDITATION 7

Verzeihen lernen

Richte dich bei dieser Meditation auf eine oder mehrere Personen aus und wiederhole die Meditation so oft, bis du den Eindruck hast, dass du wirklich verzeihen konntest.

1 Sitze in der einfachen Haltung oder auf einem Stuhl. Lege die Hände auf die Knie, schließe die Augen. (1)
Rezitiere in Gedanken oder flüsternd: »Ich verzeihe allen alles, was sie getan haben, was mir geschadet hat.«
Dauer: 1–3 Minuten
Zum Schluss halte deinen Atem für ein paar Sekunden ein. Atme aus und entspanne den Atem.

2 Lege dich auf den Rücken. Rezitiere in Gedanken oder flüsternd: »Ich bitte um Verzeihung und empfange Verzeihung für alles, was ich getan habe, was anderen geschadet hat.«
Dauer: 1–3 Minuten
Zum Schluss halte deinen Atem für einige Sekunden ein. Atme aus und entspanne den Atem.

3 Rezitiere flüsternd oder in Gedanken: »Ich verzeihe mir selbst. Ich bin voller Liebe und Licht. Ich bin in Gott.« (2)
Dauer: 3–5 Minuten
Zum Schluss atme ein, halte den Atem für einige Sekunden ein.
Atme aus und entspanne den Atem.

1

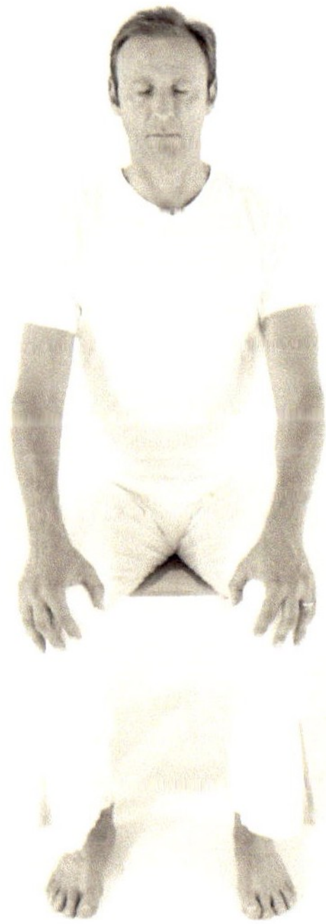

2

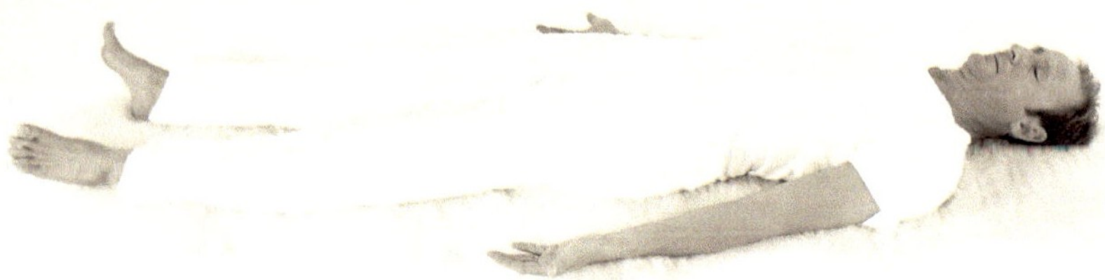

Manchmal ist in deinem Herzen kein Funken Mitgefühl oder Verständnis zu finden. Dein Geist meint leider häufig, genau zu wissen, was richtig und falsch war, und kann dann nicht verzeihen. Deine Seele aber, zutiefst verbunden mit allen anderen Seelen, kennt diese Vorwürfe nicht.

Durch diese Meditation hört der Geist auf, die Seele zu blockieren. Du kannst tiefste Ängste und bitterste Wut loslassen. Das ist nicht nur die beste Vorbereitung für dein späteres Lebenspanorama, es bringt dir auch jetzt sofort einen Strom von Energie.

MEDITATION 8

Den Tod beherrschen

Sitze in einfacher Haltung oder auf einem Stuhl mit den Füßen nebeneinander auf den Boden gestellt. Drücke die Ellbogen leicht in die Seiten und halte die Hände auf Brusthöhe mit den Handflächen nach oben in einem Abstand von 45 bis 60 cm zueinander, je nach deiner Körpergröße. Die Arm- und Handposition sollte sich bequem anfühlen.

Die Augen sind 10 % geöffnet. Konzentriere dich mental auf den Punkt zwischen den Augenbrauen.

Atme tief ein. Dann atme vollständig aus. Halte den Atem an, während du in Gedanken viermal das Mantra SAA TAA NAA MAA chantest.

SAA steht für Geburt, TAA für Leben, NAA für Tod, MAA für Wiedergeburt.

Das innere Chanten des Mantras unterstützt den Atemrhythmus.

Dauer: 11–31 Minuten

Die Wirkung dieser Meditation beruht auf drei Prozessen:

1 — Den Atem anzuhalten ist nicht einfach. Keine Luft zu bekommen ist bedrohlich – es ist eine Art Konfrontation mit dem Tod. Wenn du bewusst diese Auseinandersetzung suchst, so wie in dieser Meditation, mobilisiert dein Körper subtile und sehr nützliche Energiereserven.

2 — Das Mantra SA TA NA MA – Geburt Leben Tod Wiedergeburt – erzählt deinem unterbewussten Geist immer wieder: Es gibt keinen Tod, es geht immer weiter …

3 — Die Hand- und Armhaltung lässt dich Lebensenergie aus dem Universum empfangen und lenkt diese Energie dann zum Herzen.

So ermöglicht es diese Meditation, die dir noch gebliebene Lebensenergie und deinen Lebenswillen zu strecken und damit den Zeitpunkt des Todes zu beeinflussen – eine wichtige Fähigkeit, um gut Abschied nehmen zu können.

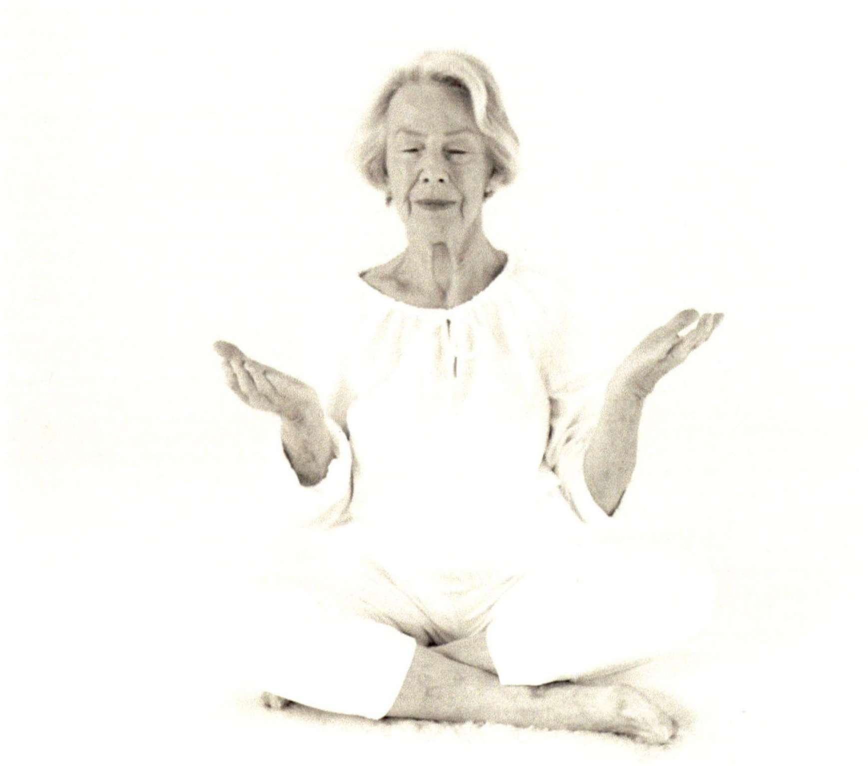

ÜBUNGSREIHE 9

Unterbewusste Depression bei der Wurzel packen

Es ist empfehlenswert, bei den Übungen 1 bis 4 rhythmische Mantra- oder Trommelmusik zu hören. Bei der Übung 5 lausche erhebender Mantra-Musik wie Chattre Chakre Varti.

1

Lege dich auf den Rücken, die Arme neben deinem Körper oder, um den Rücken zu stützen, die Hände unter dein Gesäß. Hebe dein linkes Bein in einem 60-Grad-Winkel hoch und schüttle es kräftig, während du gleichzeitig den Rest des Körpers entspannst. Halte dabei die Knie gestreckt und atme kräftig. (1)
Dauer: 1–3 Minuten

2

Lege das linke Bein ab und hebe nun das rechte Bein in einem 60-Grad-Winkel hoch; beide Knie sind gerade. Schüttle jetzt dein rechtes Bein kräftig, während du gleichzeitig den Rest des Körpers entspannst. Schüttle dein rechtes Bein noch heftiger als das linke; das Schütteln auf der rechten Seite muss sehr intensiv sein. Atme intensiv! (2)
Dauer: 1–3 Minuten

3

Nun hebe beide Beine in einem 60-Grad-Winkel hoch. Schüttle sie gleichzeitig kräftig, möglichst mit geraden Knien. Drücke dabei die Hüften gegen den Boden und atme tief. (3)
Dauer: 1–3 Minuten

Die Beine im 60-Grad-Winkel zu halten wirkt stark auf das Nabelzentrum und somit auf deine Willenskraft, Durchsetzungsfähigkeit und Klarheit.

1

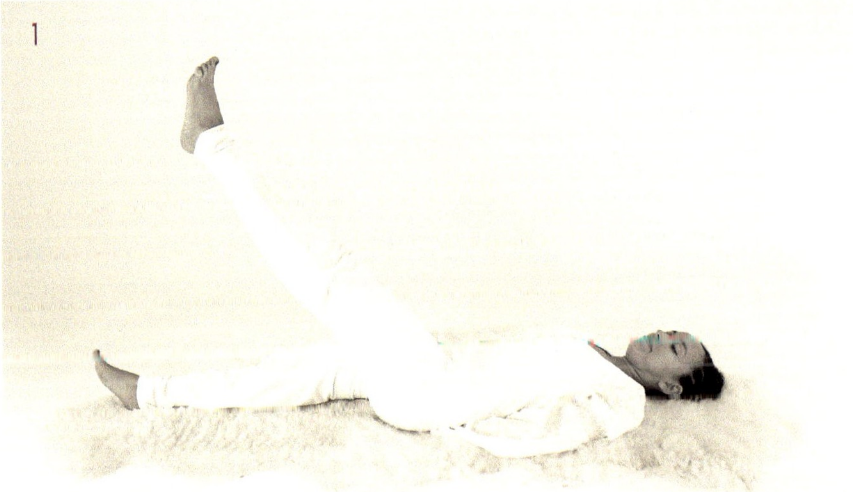

2

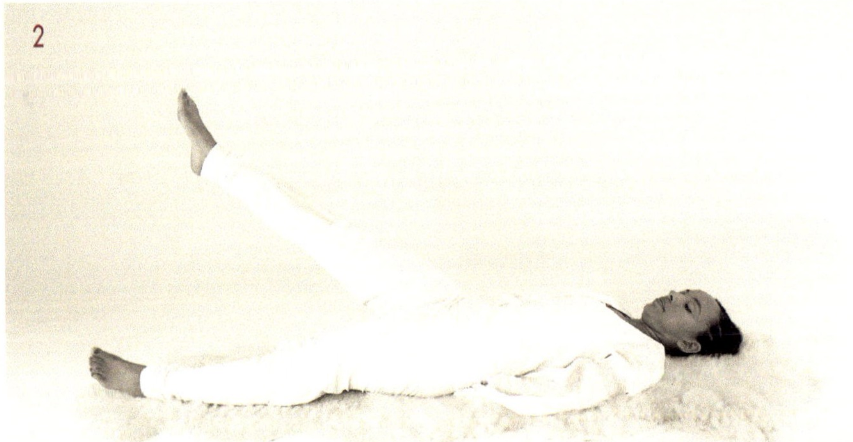

3

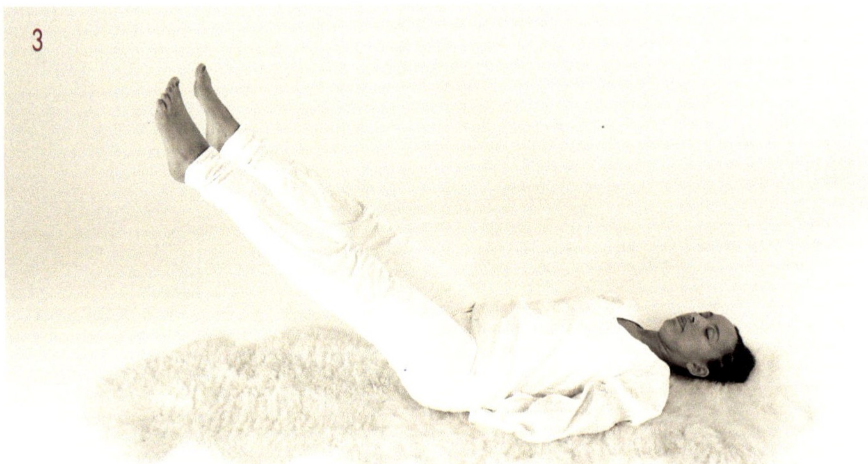

4 In der einfachen Haltung oder auf einem Stuhl sitzend, hebe beide Arme in einem 60-Grad-Winkel seitlich nach oben und schüttle deine Hände kräftig, wobei sich sowohl die Handgelenke als auch die Hände bewegen. Die Arme bleiben durchgestreckt. Schließe die Augen und konzentriere dich auf die Zirbeldrüse, indem du deinen inneren Fokus auf den Scheitelpunkt deines Kopfes ausrichtest. Atme und meditiere tief. (4)
Dauer: 3–7,5 Minuten

Diese Haltung, bei der die Arme seitlich im 60-Grad-Winkel angehoben sind, wirkt stärkend auf das Herz.

5 Beende diese Übungsreihe mit einer Meditation. Nimm dazu die einfache Haltung ein und lege die Hände im Schoß ineinander. Schließe die Augen und atme lang und tief. (5)
Dauer: 3–9 Minuten
Am Ende der Meditation führe ganz aufrecht sitzend folgende Atmung aus: Atme ein und halte den Atem so lange du kannst an. Atme kräftig durch die gerundeten Lippen aus – das nennt man Kanonenatem – und halte dann den Atem so lange du kannst an, ziehe gleichzeitig den Nabel kräftig nach innen. Atme wieder ein und lass los. Lege dich auf den Rücken und entspanne dich.

4

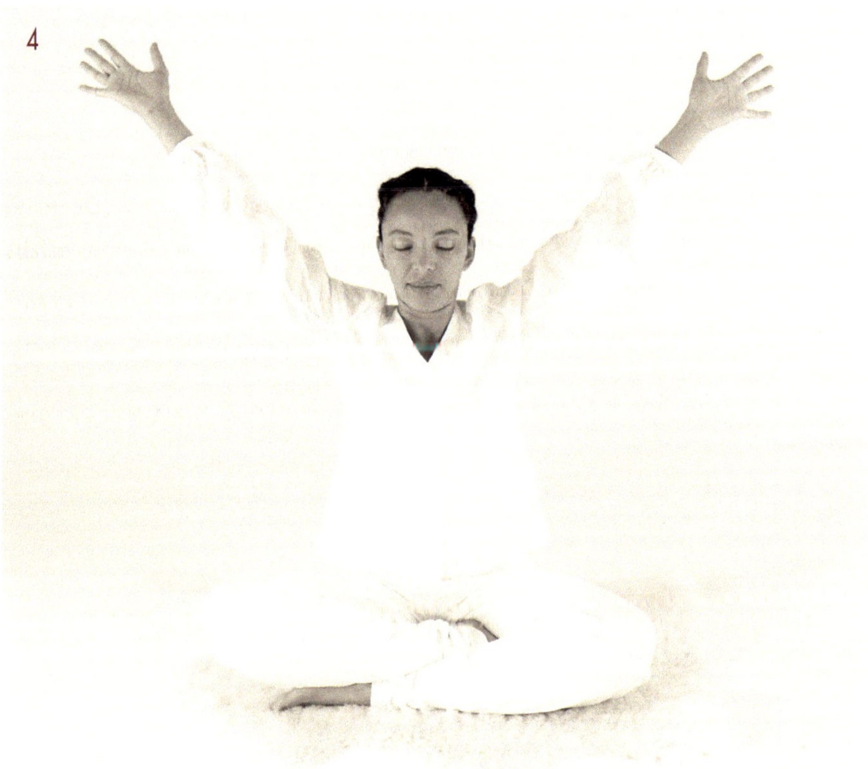

5

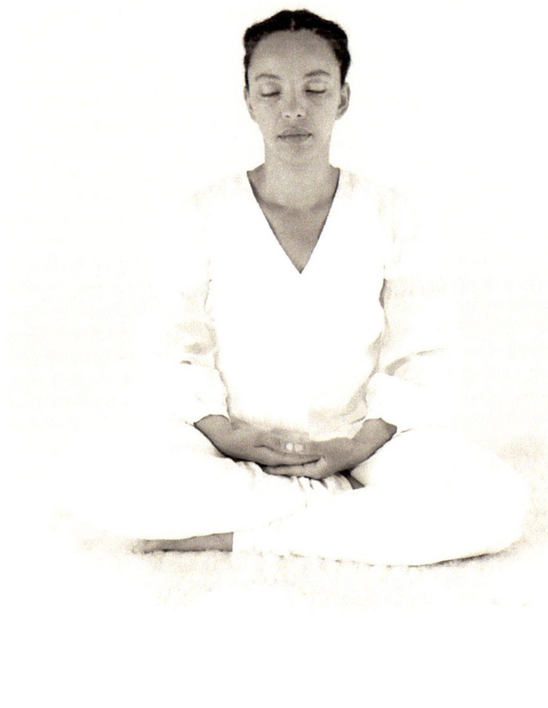

Folgende Geschichte verdeutlicht die Wirkung dieser Übungsreihe: Eines Tages saß Yogi Bhajan mit einer Gruppe von Schülern in Barcelona in einem Restaurant. Nachdem sie gegessen hatten, stand er auf und begann, mit seinen Fäusten Rücken, Arme und Kopf einer Schülerin zu traktieren. Sie ließ es mit Staunen über sich ergehen. Das Ganze dauerte etwa zehn Minuten. Am Ende, als er sich wieder hingesetzt hatte, fragte sie ihn, warum er das gemacht habe. Er sagte, es hätten vierzehn Ahnen an ihr gehangen, die ihre Energie genommen und versucht hätten, ihre Entscheidungen zu beeinflussen. Er habe sie durch das Klopfen von ihr abgelöst und ins Licht geschickt. Diese Frau ist noch immer eine der klarsten und strahlendsten Persönlichkeiten, die ich kenne.
Bei dieser Übungsreihe schüttelst du dich, statt abgeklopft zu werden, aber die Wirkung ist die gleiche. Vielleicht sind es Großeltern, Großtanten und -onkel, Urgroßväter usw., die noch an dir hängen und denen du schon jetzt helfen kannst, ins Licht zu gehen.
Nicht nur wirst du dich im Hier und Jetzt freier und leichter fühlen und dich von einer subtilen Depression befreien. Die »Schüttel-Kriya« – eine Kriya ist eine Yoga-Übungsreihe – ist so auch eine wesentliche Vorbereitung auf die gefährlichen siebzehn Tage, die du eventuell noch in dem Magnetfeld der Erde verbringst, nachdem du gestorben bist. Während dieser Zeit werden die »hungrigen Geister«, die um dich herum sind, für dich sichtbar, und du kannst mit ihnen kommunizieren. Damit sie dich nicht von deinem weiteren Weg ablenken, ist es wichtig, dich schon jetzt von ihnen zu befreien und sie ins Licht zu befördern.
Um langfristige positive Veränderungen in deinem Leben zu erzielen, führe diese Übungsreihe eine Woche lang jeden Morgen aus. Während dieser Woche wird sich ein Rhythmusgefühl im Ischias entwickeln, das immer intensiver und positiver wird. Du wirst schwitzen. Notiere nach der Übung die Uhrzeit und schreibe auf, wie du dich fühlst. Abends notiere noch einmal die Zeit und auch deine Einschätzung, wie der Tag gelaufen ist. Beschreibe, wie es dir damit geht, durch diese Praxis verändert zu werden. Bewahre deine Notizen auf und werte sie aus, wenn die Woche vorüber ist.

ÜBUNGSREIHE 10

Die irdische und die ätherische Ebene miteinander verbinden

1 Nimm die Yoga-Mudra ein: Verschränke dazu in der einfachen Haltung die Finger hinter dem Rücken (1a) und beuge dich so weit es geht nach vorne, idealerweise, bis deine Stirn den Boden berührt. Strecke gleichzeitig die Arme hinter dem Rücken hoch. (1b) Atme mit schnellen, kräftigen Atemzügen vom Bauch aus – das ist der Feueratem.
Dauer: 1–3 Minuten

Visualisiere während dieser ersten Übung, wie du von göttlicher Energie erfüllt wirst. Eine göttliche Präsenz durchdringt und erhebt dich.

1a

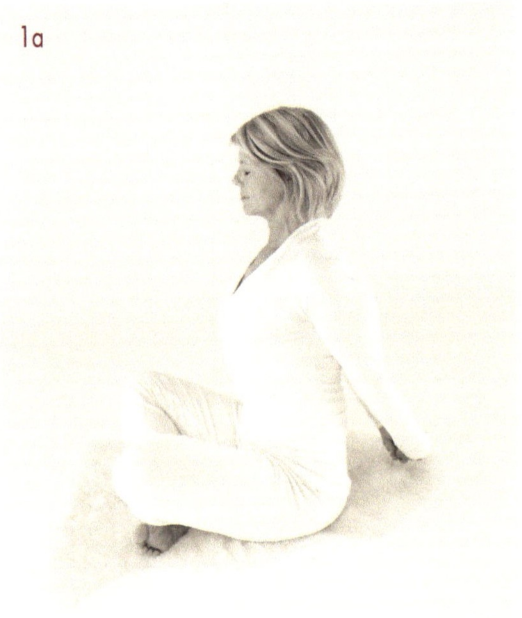

1b

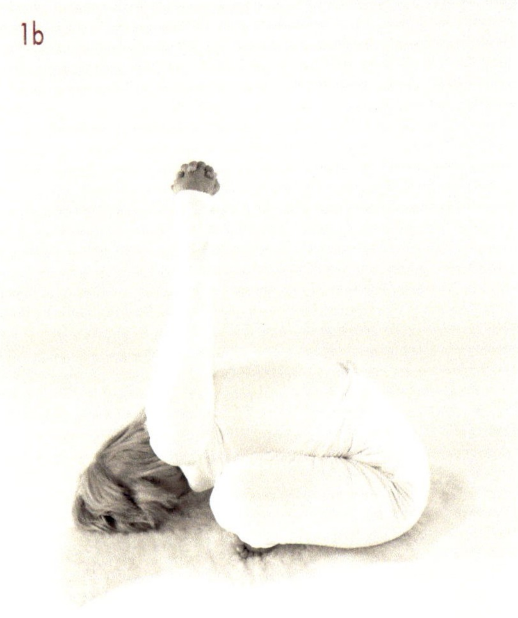

2 Richte dich wieder auf in die einfache Haltung. Strecke die Arme zur Seite aus und halte sie möglichst gerade. (2a) Hebe die Arme beim Einatmen 20 cm über die Horizontale, beim Ausatmen senke sie 20 cm unter die Horizontale, so als würdest du fliegen. (2b) Atme kraftvoll.
Dauer: 1–3 Minuten

Stelle dir vor, du bist ein Adler und fliegst so hoch am Himmel, dass du das ganze Universum unter deinen Flügeln spürst. Lass diese Vorstellung in dir zur Realität anwachsen.

3 In der Rückenlage entspanne dich tief. (3a)
Dauer: 7 Minuten

Während dieser Entspannung solltest du dem Klang eines Gongs lauschen.[44] Der Klang des Gongs ähnelt dem Klang des Tunnels, der die irdische mit der ätherischen Ebene verbindet. Konzentriere dich auf deinen Nabel und stelle dir vor, wie der Klang des Gongs dich mit dem Universum in Kontakt bringt.

4 Am Ende der Entspannungsphase strecke dich wie eine Katze: Hebe dazu ein Knie und kippe es über das andere. Die Schultern bleiben dabei möglichst auf dem Boden. (4a) Wiederhole dies ein paar Mal auf jeder Seite. (4b)

2a

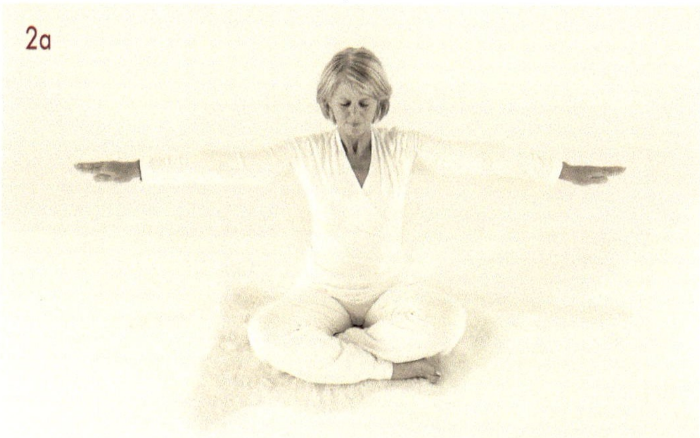

2b

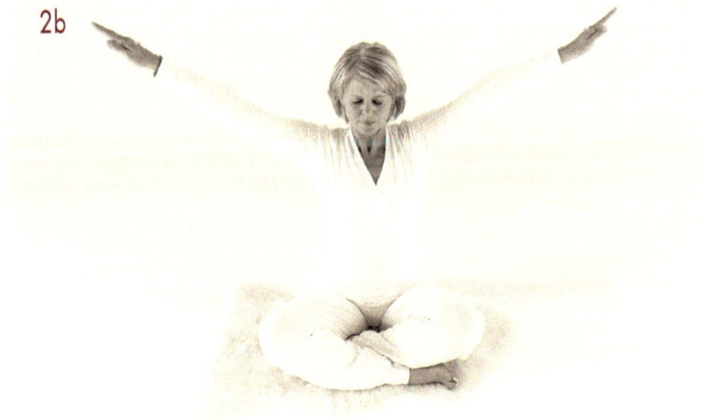

3a

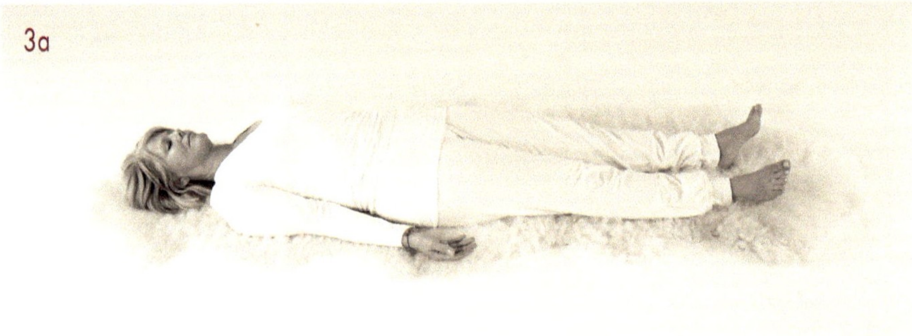

3b

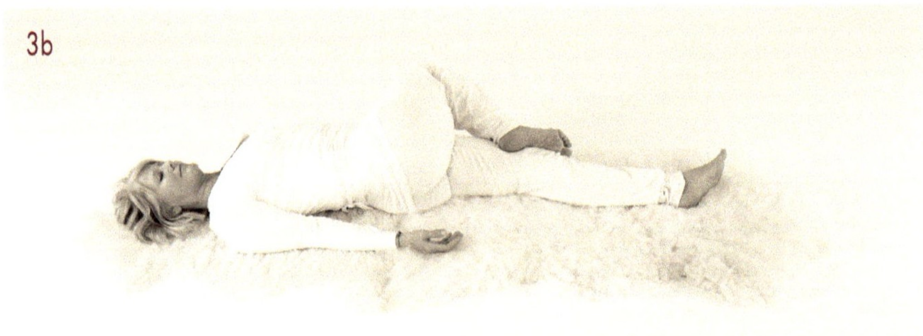

4

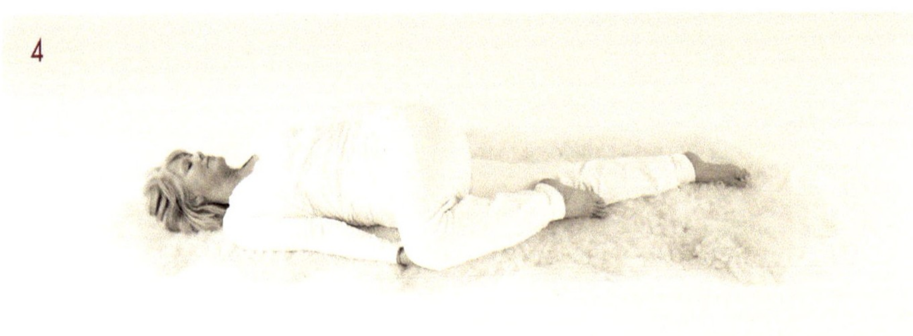

5 Dann führe den »Frosch« aus: Begib dich in die Hocke auf die Zehenballen und stütze dich mit den Fingerspitzen zwischen den gespreizten Knien auf den Boden. Hebe den Kopf aus den Schultern heraus. (5) Atme ein, strecke die Beine und beuge den Kopf zu den Knien, die Fingerspitzen bleiben weiterhin auf dem Boden. Dann atme wieder aus und komme in die Ausgangshaltung zurück. Jedes Mal, wenn du zurückkommst, chante HAR, wobei du das R mit der Zungenspitze rollst.
Dauer: 1 Minute

In dieser Übung stellt die Froschhaltung mit ihrer Wirkung auf die Oberschenkel und das Becken das Irdische da. Das Mantra HAR steht für die ätherische Energie. So werden die irdische und die ätherische Ebene in dieser Übung zusammengebracht.

5

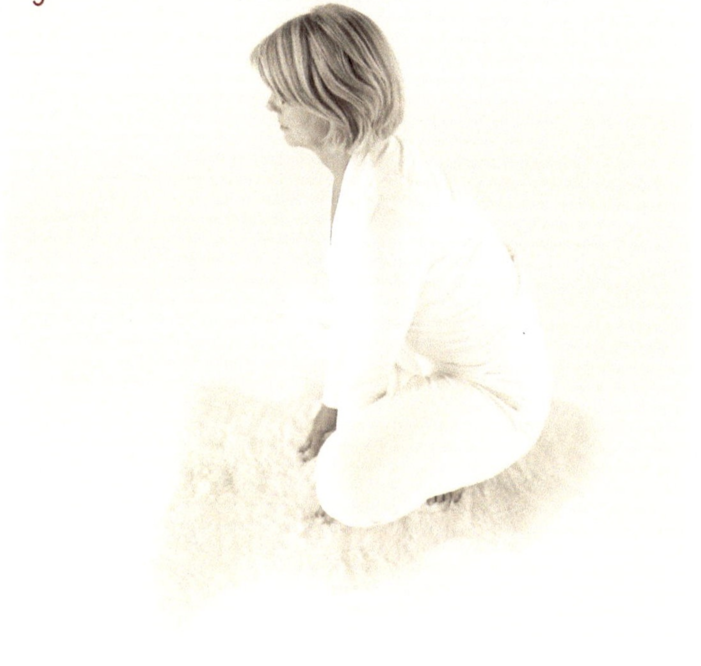

ÜBUNGSREIHE 11

Das Gehirn synchronisieren

1 Setze dich in *Virasan*, die Helden/-innen-Haltung, auf die linke Ferse und stelle den rechten Fuß neben dem linken Knie auf. Lege die Handflächen vor der Brustmitte zusammen. Strecke dann deinen linken Arm auf Schulterhöhe in einem 60-Grad-Winkel zur Seite. Die Hand ist abgewinkelt, so dass die Handfläche nach unten zeigt. Führe den Feueratem aus und bewege die Hand vom Handgelenk aus so schnell wie möglich auf und ab. (1a)
Dauer: 1–3 Minuten
Wechsle die Arme und wiederhole die Bewegung mit der rechten Hand. (1b)
Dauer: 1–3 Minuten
Dann führe diese Bewegung gleichzeitig mit beiden Händen und Armen aus. (1c)
Dauer: 1–3 Minuten
Begleite alle drei Phasen der Übung mit dem Feueratem.

Während der Übung stelle dir folgende Reise durch die Elemente vor:
Am Anfang fliegst du durch die Äther-Welten voller subtiler Gestalten und Muster. Dann durch die Welten des Luft-Elements voller Bedeutungen, Wissen, Gespräche und Geräusche. Dann durch die Welten des Feuer-Elements voller Willenskraft, Projekte und Pläne. Dann durch die Welten des Wasser-Elements voller Gefühle und Leidenschaften. Dann durch die Welten des Erd-Elements voller Naturformen und Manifestationen. Schließlich fliegst du wieder zurück in die subtile Welt des Äther-Elements.

1a

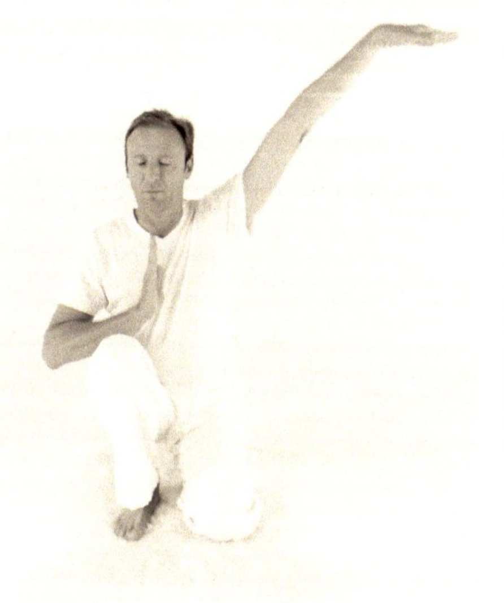

1b

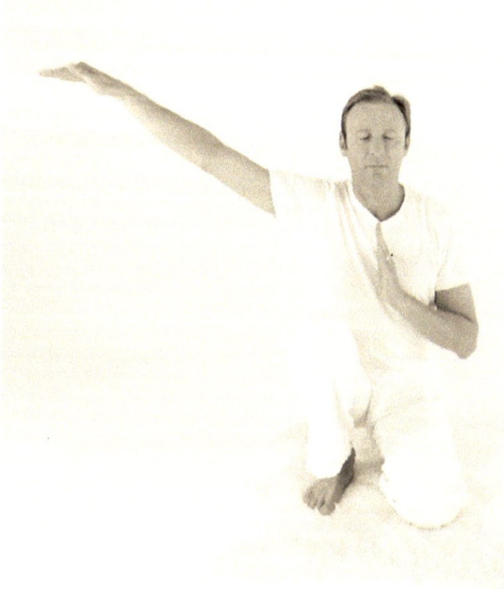

1c

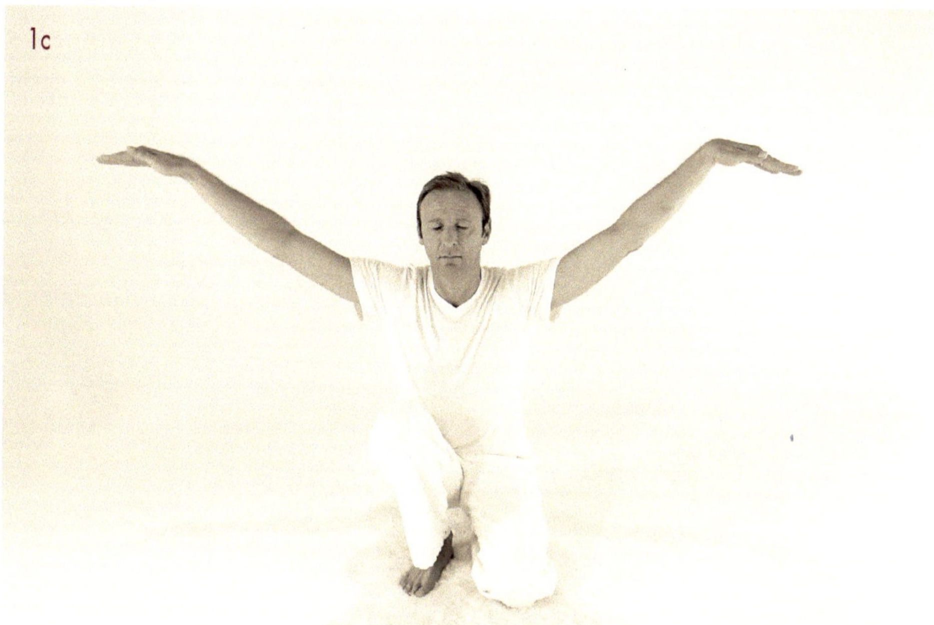

2 In der einfachen Haltung führe deine Fäuste vor der Brustmitte zusammen. Die Daumen befinden sich in den Fäusten und drücken auf den Ballen des kleinen Fingers, des Merkur Fingers. Halte die Unterarme waagerecht. Dann drehe die Fäuste in schnellen Vorwärtskreisen umeinander, ohne die Handgelenke zu bewegen. Praktiziere dabei den Feueratem. (2)
Dauer: 1 Minute

Diese Übungsreihe bringt das spezifische Wissen der linken Gehirnhälfte in Harmonie mit dem universellen Wissen der rechten Gehirnhälfte. Sie stellt eine subtile Beziehung zur ersten Äther-Ebene her, dem Lagerraum allen Wissens.

2

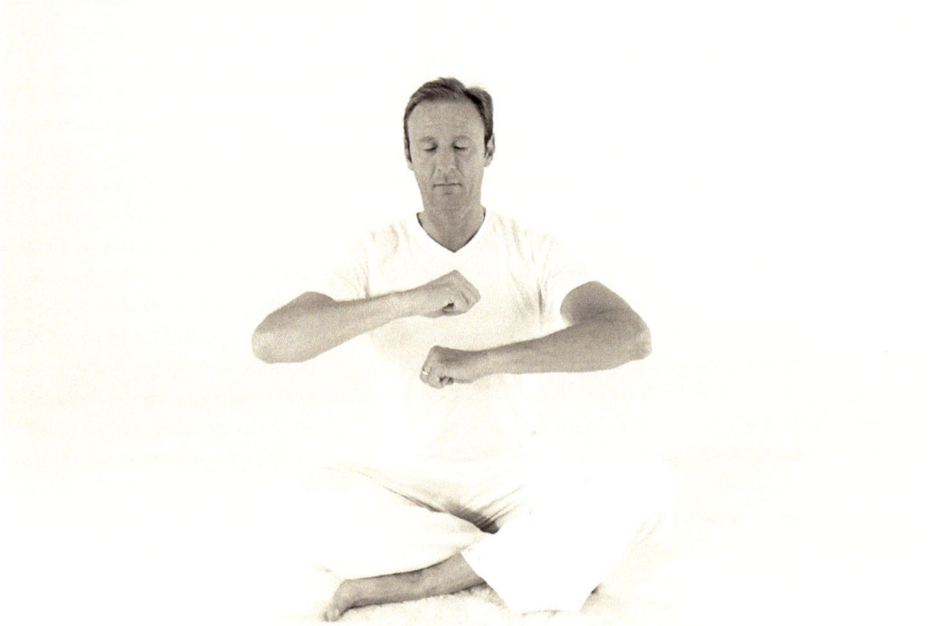

MEDITATION 12

Jedes Jahr deines Lebens reinigen

Sitze in der einfachen Haltung und hebe die Hände mit den Handflächen nach oben vor deine Brustmitte. Die rechte Hand ruht in der linken Hand. Halte dabei die oberen Schultermuskeln entspannt.
Konzentriere dich nacheinander auf jedes einzelne Jahr deines Lebens.
Dauer: 7–11 Minuten

Betrachte alle deine Taten, Erlebnisse, Entscheidungen, Fehler und Erfolge während des jeweiligen Jahres aus der Perspektive deiner inneren, göttlichen Identität. Reinige diese Erinnerungen von Schuld und Scham, indem du sie akzeptierst, wie sie sind.
Diese Meditation bereitet dich auf die Arbeit am Selbst vor, so wie sie auf der dritten Äther-Ebene stattfinden wird.

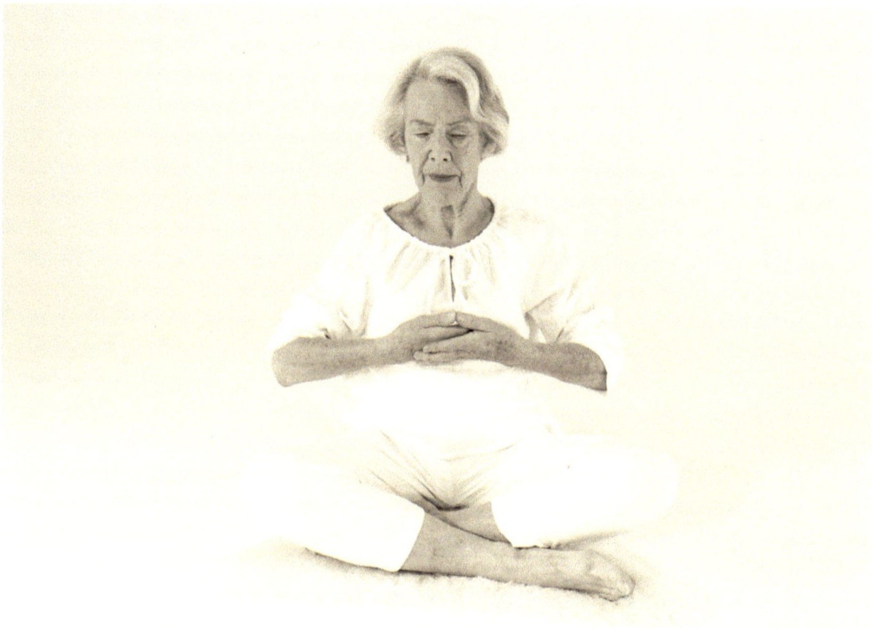

ÜBUNGSREIHE 13

Ein Lichtwesen werden

Nimm für alle Übungen dieser Übungsreihe die einfache Haltung ein.

1 Strecke den rechten Arm auf Schulterhöhe nach vorn und drehe die Handfläche nach unten. Bewege den Arm in einem schnellen Rhythmus mit geradem Ellbogen etwa 40 cm hoch (1a) und wieder zurück parallel zum Boden. (1b) Winkle den linken Arm an der Seite des Körpers ab. Die linke Hand befindet sich auf Brustkorbhöhe und zeigt mit der Handfläche nach vorne, die Finger zeigen nach oben. Schließe die Augen. Atme in einem langsamen Rhythmus durch die Nase ein und durch die gerundeten Lippen aus.
Dauer: 1–6 Minuten
Wechsle die Hände und wiederhole die Übung.
Dauer: 1–3 Minuten

Diese Übung kann schmerzhaft sein, weil sich bestimmte Muster in deinem Körper verändern. Sie ist ein Vorbote der Transformation des Körpers, die stattfindet, wenn du in die vierte Dimension des Äthers hineingehst.
Das innere Licht in deinem Körper verstärkt sich durch die Übung.

2 Nimm wieder die Ausgangshaltung mit den Händen auf den Knien ein. Bewege die Schultern, um sie zu lockern. (2)
Dauer: 1–2 Minuten

3 Halte die Oberarme dicht an den Rippen und die Unterarme senkrecht. Drehe die Handflächen nach oben, so dass die

Finger im 60-Grad-Winkel zueinander nach außen zeigen. Die Augen sind 10% geöffnet und auf die Nasenspitze gerichtet. (3)
Atme schnell und kräftig durch die Nase ein und durch die gerundeten Lippen aus.
Dauer: 1–5,5 Minuten

Diese Übung transformiert und heilt den Körper.

1a

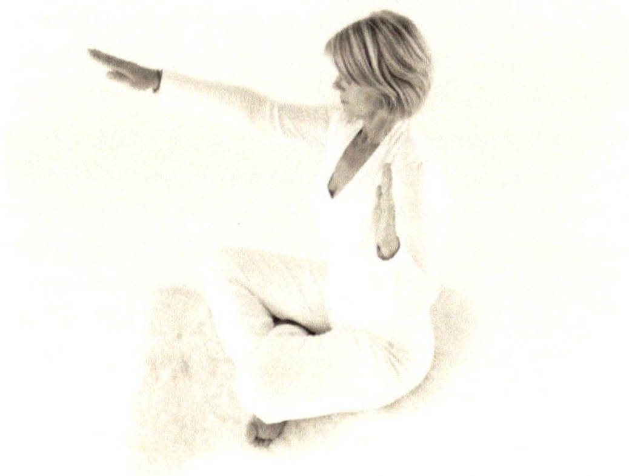

1b

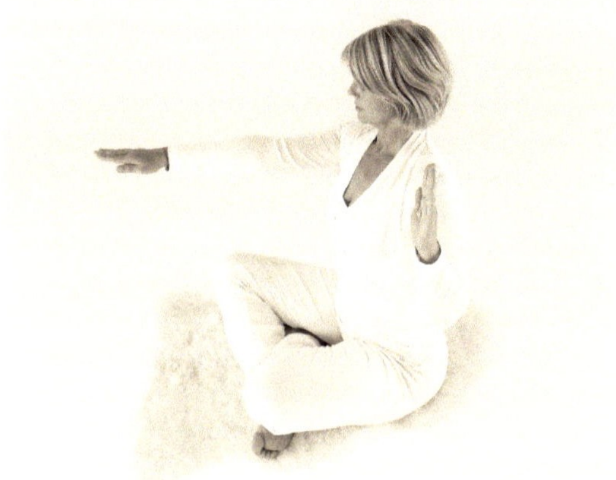

2

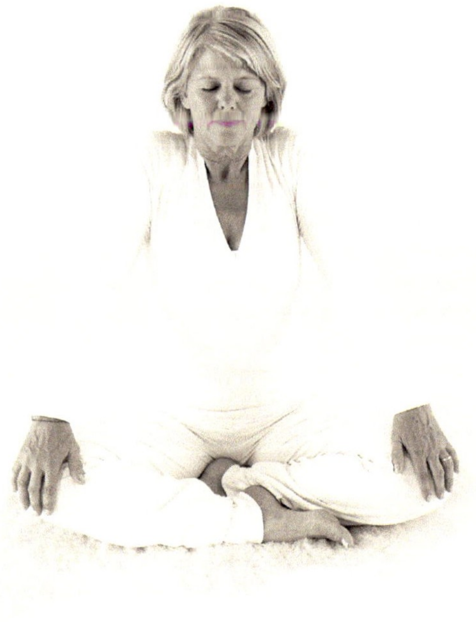

3

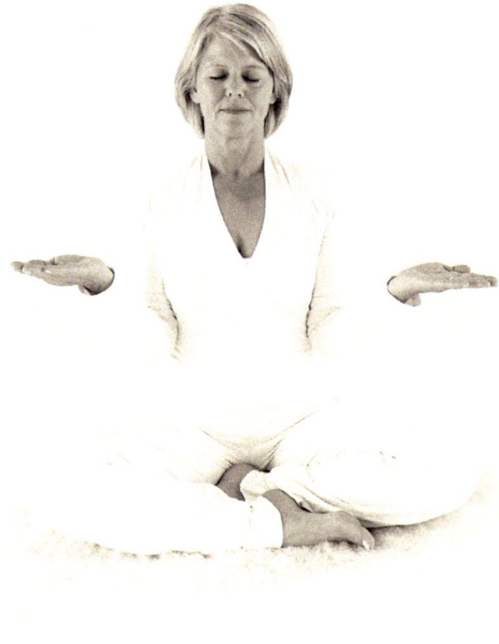

4 Beuge dich vor und schlage mit deinen Händen rhythmisch auf den Boden. (4a) (4b) Wiederhole bei jedem Schlag das Mantra HAR, rolle das R dabei mit der Spitze deiner Zunge. Singe mit der Kraft deines Nabels, stimme den Rhythmus der Schläge und des Mantras aufeinander ab.
Dauer: 1–6,5 Minuten
Zum Schluss drücke beide Hände kräftig auf den Boden, atme dreimal ein und explosiv aus.

Diese Übung verleiht dir große innere Kraft und Gelassenheit. Sie fördert deine Fähigkeit, die Erde hinter dir zu lassen.

5 Strecke und bewege dich ein paar Minuten, schüttle deinen Körper, atme tief, gähne. Dann entspanne dich in der Rückenlage.

4a

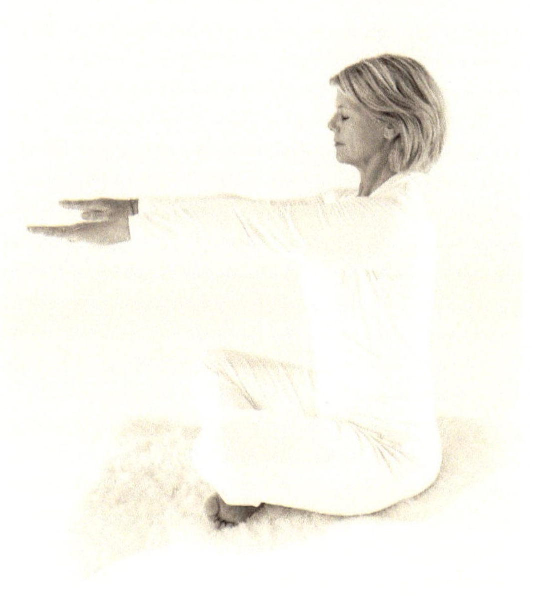

4b

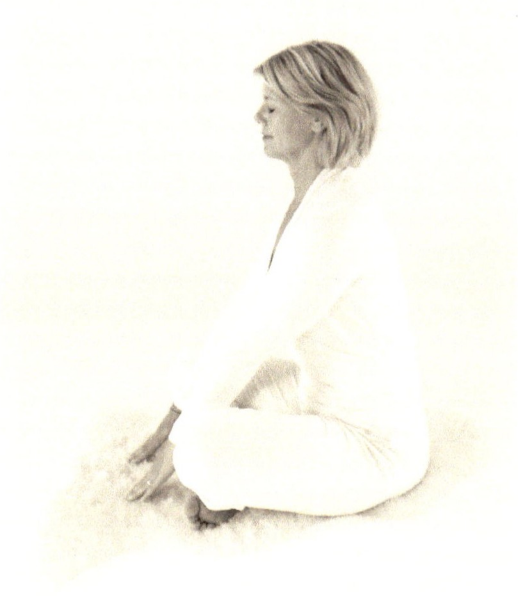

MEDITATION 14

Für den direkten Zugang zur höheren Ebene des Äthers nach dem Tod

Sitze in der einfachen Haltung, die Hände in Gebetshaltung vor der Brustmitte aneinandergelegt, die Fingerspitzen zeigen nach vorne. Spreize die Daumen auseinander – wie die Hörner eines Widders. Die Ellbogen ruhen an den Seiten des Brustkorbs. Die Augen sind 10 % geöffnet, konzentriere dich auf die Nasenspitze.
Atme ein und chante auf rhythmische und monotone Weise, wobei du das R mit der Zungenspitze rollst: HARI HARI HARI HARI HARI HARI HARI HAR[45], siebenmal HARI und anschließend einmal HAR. Eine Wiederholung des Mantras dauert ungefähr vier Sekunden. So können mehrere Wiederholungen des Mantras auf einen Atemzug gechantet werden.
Dauer: 7–31 Minuten

Die Berührungen des Gaumens mit der Zungenspitze, die dieses besonders rhythmische Mantra hervorbringt, stimulieren die 84 Energiepunkte auf dem Gaumen. Es gibt 64 Punkte hinter den Vorder- und Backenzähnen und 20 Punkte hufeisenförmig in der Mitte. Durch die wiederholte Berührung dieser Punkte programmierst du den Hypothalamus, jenen Teil des Gehirns, der sich direkt über dem Gaumen befindet. Der Hypothalamus ist für die Verbindung zwischen dem Nerven- und dem Drüsensystem zuständig. Das Mantra ordnet und reinigt diese wichtige Schnittstelle zwischen Gedanken und Gefühlen.
Im Yoga stehen die Daumen für das Ego. Insofern unterstützt die Mudra durch die Trennung der Daumen die Auflösung des Egos.
Die Konzentration der Augen auf die Nasenspitze stimuliert den optischen Nerv und damit das dritte Auge, den Sitz unserer Intuition.

Das Mantra hat folgende Bedeutung: HARI ist die göttliche Kraft in dir, immer wieder Neues zu erschaffen, HAR ist die Kraft, es aufzulösen und loszulassen.
So erleichtert es diese Meditation, nach dem Übergang in die vierte oder sogar in die fünfte Ätherschicht zu gelangen.

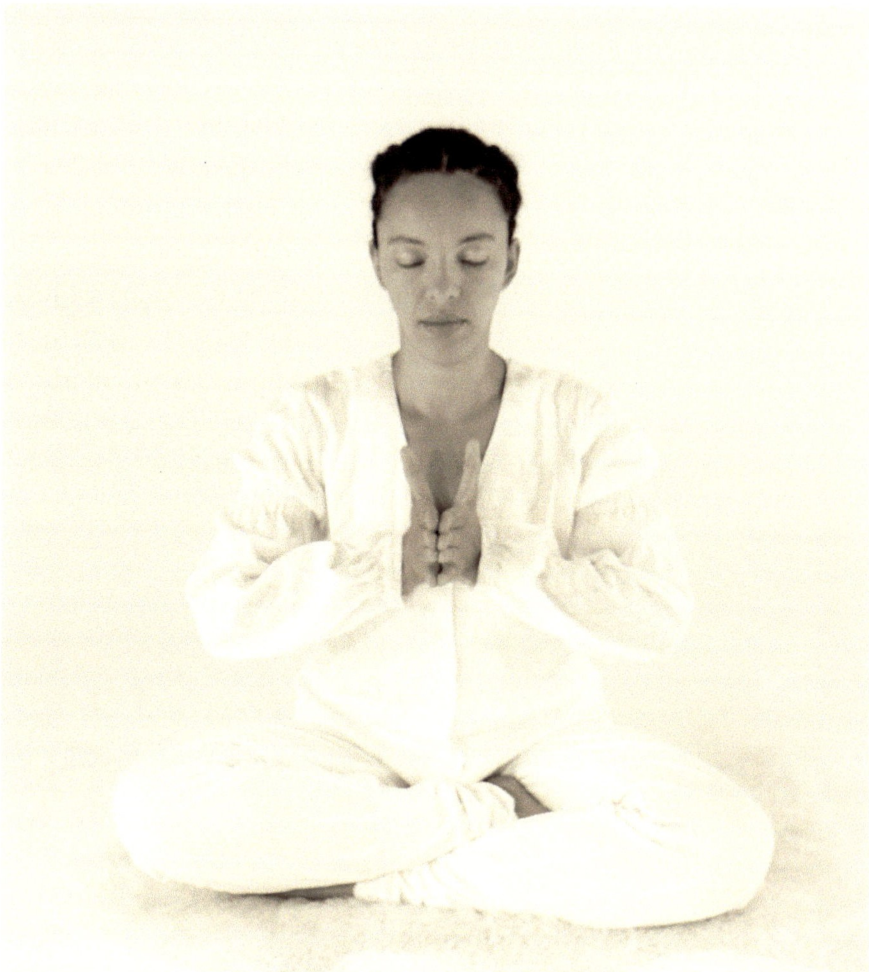

ÜBUNGSREIHE 15

Die Stunde des Todes überqueren

Es wird empfohlen, diese Übungsreihe so spät am Abend auszuführen, dass du währenddessen Mitternacht überschreitest, denn diese Zeitgrenze entspricht der Grenze zwischen zwei Leben.

1 Sitze in der einfachen Haltung und hebe die Hände ungefähr 10 cm vor dein Gesicht. Die Handflächen sind dem Gesicht zugewandt, die rechte Hand liegt am linken Handrücken in einem 45-Grad-Winkel. (1)
Atme lang und tief und lass die Atmung immer kraftvoller werden. Schaue anfangs auf deine Handinnenflächen und verbinde dich mit deiner Atmung. Rolle dann die Augen zum Punkt zwischen den Augenbrauen und konzentriere dich weiterhin auf deine Atmung. Halte die Augen offen, so dass du auch deine Hände wahrnimmst, und atme von den unteren Rippen her.
Dauer: 1,5–5,5 Minuten

Dieser Atem ähnelt dem Atem eines Sterbenden. Atme schwer, mit besonderem Nachdruck auf die Bewegung der unteren Rippen. Die unteren Lungenflügel blähen sich auf. Das ist das Anzeichen des Übergangs. Jetzt geht es darum, »die Stunde des Übergangs« zu meistern. Lass dich einfach hinabsinken, lass immer mehr los.

Vergegenwärtige dir: Ich bin glücklich. Ich sterbe. Meine Aufgabe auf der Erde ist erfüllt. Ich gehe jetzt auf die Reise durch den Äther. Ich kehre nach Hause zurück.

2 In der gleichen Haltung fange an, schwer und mühsam durch den Mund zu atmen. Schließe die Augen. Konzentriere dich darauf, dass die Seele den Körper durch den Scheitelpunkt verlässt. (2)

Dauer: 1,5–3,5 Minuten

Vergegenwärtige dir: Ich genieße diese Freiheit, diese Souveränität und diese Ekstase. Ich gehe diesen Weg langsam und Schritt für Schritt. Ich bin mir seiner bewusst. Ich bin wach und vollkommen bewusst. Ich bewege mich sehr langsam und sehr entspannt durch den Übergang. Ich bin entspannt.

1

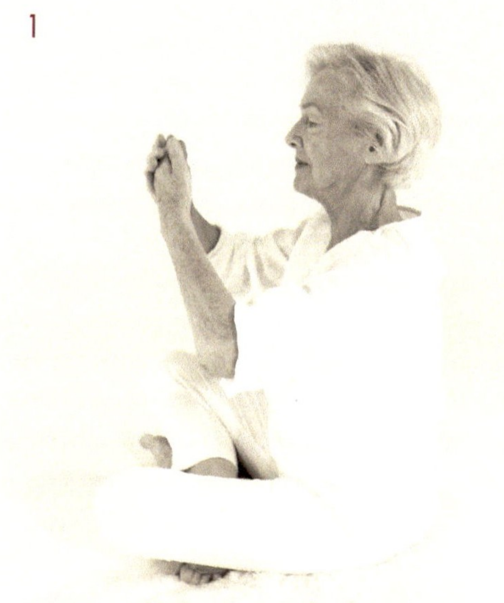

2

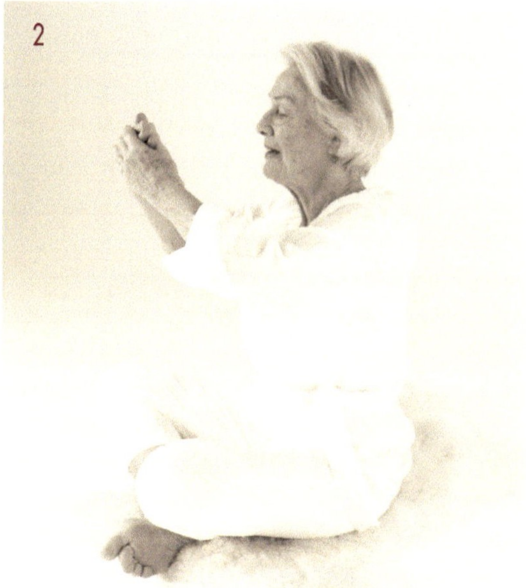

3 Atme wieder ganz entspannt und lasse dich langsam und voller Hingabe auf den Rücken sinken. Lege die Hände übereinander auf deine Brustmitte. Gehe tiefer und tiefer nach innen. Stelle dir vor, wie die Elemente dich verlassen. (3)
Dauer: 5–30 Minuten

Die geeignete Musik während dieser Phase sind »SAT NAM WAHE GURU« und der Gong.[46]
Während du dich langsam fallenlässt, kümmere dich nicht darum, wohin genau du gerätst. Auch im Tod kannst du dir das nicht aussuchen. Bereite dich darauf vor, zu sterben. Geh tiefer, als ob du den Mittelpunkt der Erde berühren wolltest. Gib die bewusste Herrschaft über deinen Körper auf. Lasse alle Gedanken los, deine ganze Beherrschung der Wirklichkeit. Stelle dir vor, wie du in einem runden Fahrstuhl hinabsinkst. Visualisiere einen Platz voller Licht in einem unendlich weiten Raum. Das Licht wird immer strahlender, und du sinkst immer tiefer in es hinein.
Stelle dir jetzt zwei Wege vor: Auf dem einen ist es warm und gemütlich, auf dem anderen blendend hell und eisig kalt. Gehe diesen blendend hellen und eisigen Pfad entlang. Er schlängelt sich durchs Gebirge, durch eine Schneelandschaft und ist umgeben von gleißendem Licht. Dieser blendend helle, verschneite Pfad ist der Pfad zum Himmel. Folge diesem sich dahinschlängelnden, grellen, frostigen, verschneiten, windigen Pfad. Gehe immer weiter. Bleibe nicht stehen. Du spürst keinen Kontakt zu deinem physischen Körper mehr. Du bewegst dich jetzt als durchsichtiger, transparenter Körper. Durchquere das Tal des grellen Lichtes. Lass die Behaglichkeit der Sinne hinter dir. Lass los.

4 Nach dieser Erfahrung komme wieder zum Sitzen. Lausche erhebender Musik oder den Klängen eines Gongs. Zentriere dich im Hier und Jetzt. (4)
Dauer: 2–12 Minuten

Ordne deine Sinne und komme wieder zu dir. Richte dich auf. Sei im Hier und Jetzt. Lasse dich vom Klang der Musik durchdringen. Lausche diesem Klang, der wie ein machtvolles Gebet wirkt. Fühle dich wohl und lebendig. Freue dich am Leben.

3

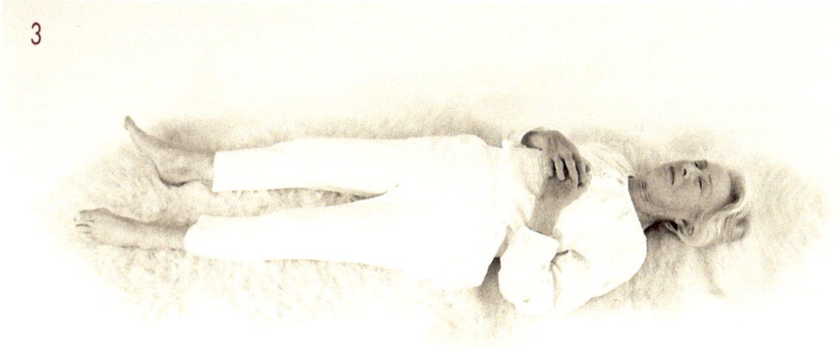

4

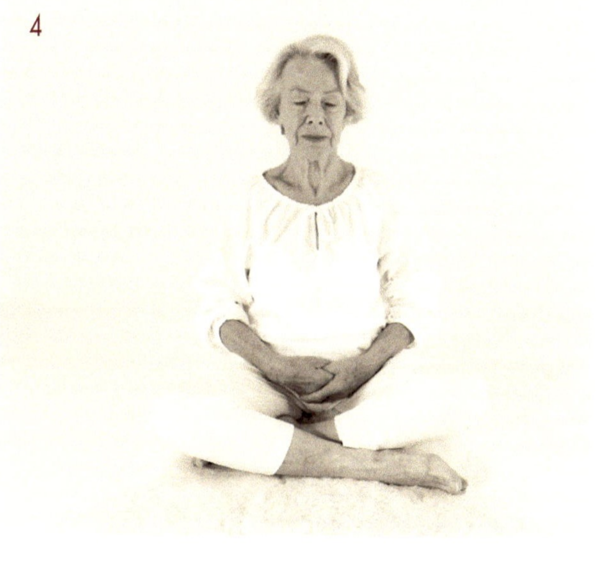

MEDITATION 16

Den Tod abwehren

Setze dich in Virasan, die Helden/innen-Haltung, auf die linke Ferse. Setze den rechten Fuß auf den Boden neben das linke Knie. Falte die Hände mit verschränkten Fingern im Venusgriff vor deiner Brustmitte. Die Daumen berühren sich und weisen nach oben. Die Arme liegen entspannt am Brustkorb an.
Die Augen sind 10 % geöffnet und auf die Nasenspitze gerichtet.
Atme tief ein und wiederhole dreimal auf einen Atemzug das Mantra RA MA DA SA SA SE SO HONG, möglichst in der vorgegebenen Melodie.
Das Mantra hat folgende Bedeutung: RA ist die Sonne, MA der Mond, DA die Erde, SA das Unendliche, SA SE das Unendliche in mir, und SO HONG heißt »ich bin ein Teil davon«.
Zum Abschluss der Meditation strecke die Arme mit verschränkten Fingern und nach oben weisenden Handflächen über dem Kopf aus. Atme ein und strecke dich kräftig, atme aus. Wiederhole diese Folge noch zweimal, und dann entspanne dich.
Dauer: 7–31 Minuten

Die Sitzhaltung Virasan ist die Haltung des Kriegers. In dieser Haltung kannst du sofort aufspringen und aktiv werden. In der Meditation bedeutet das eine besondere Aufmerksamkeit und Wachheit.
Die Mudra fördert die Liebe gegenüber dem Selbst, indem die Daumen, also diejenigen Finger, die mit dem Ego verbunden sind, in Kontakt mit dem Herzzentrum gebracht werden.
RA MA DA SA SA SE SO HONG ist das bekannteste Heilungsmantra im Kundalini-Yoga. Die Silben dienen dazu, die abgespaltenen und zerbrochenen Teile der Persönlichkeit wieder zusammenzubringen. Sie bewirken

eine körperliche und geistige Heilung. Diese Meditation kann dir helfen, dich von einer Todessehnsucht ab- und dem Geschenk des Lebens wieder zuzuwenden.

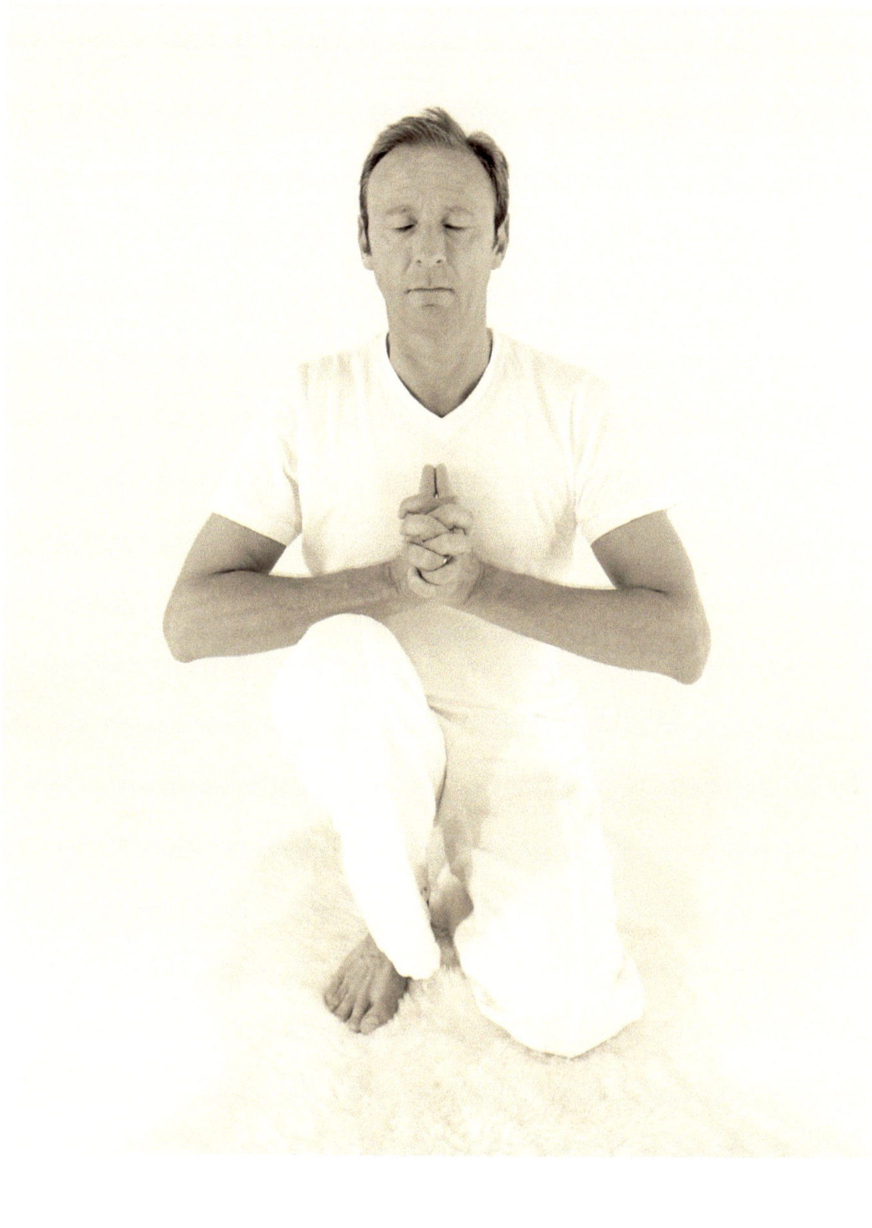

MEDITATION 17

Bewusstes »Rebirthing«

1 Sitze in der einfachen Haltung und lege die Hände auf deiner Brustmitte, dem Herz-Zentrum, übereinander. Die rechte Hand liegt über der linken. Öffne deinen Mund und atme keuchend durch deine Kehle. Die Augen sind geschlossen. (1)
Dauer: 3–7 Minuten

1

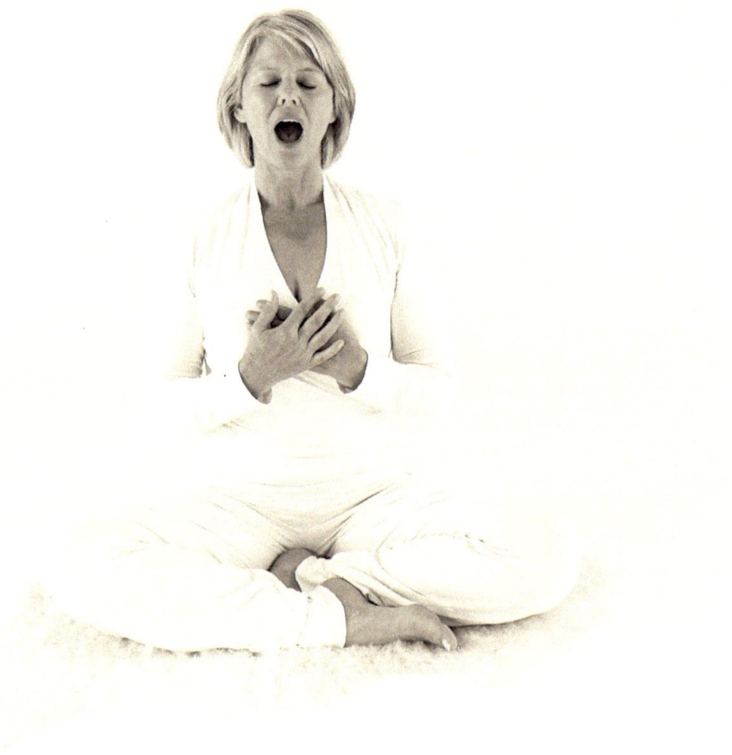

2 Nimm die Baby-Haltung ein: Im Fersensitz bringe deine Stirn zum Boden. (2) Du kannst auch ein Kissen unter deine Stirn legen. Wenn du nicht im Fersensitz sitzen kannst, lege dich auf den Bauch und stütze die Stirn auf die Handrücken.

Meditiere nun auf alle Erfahrungen, die du im Bauch deiner Mutter gemacht hast.

Dauer: 1,5 Minuten

Versuche mental, den Moment deiner Geburt neu zu erleben.

Dauer: 3 Minuten

Erkenne, dass du schön bist, und spüre, dass dein Kopf und dein ganzer Körper von hellem Licht erfüllt sind.

Dauer: 2 Minuten

Zum Schluss atme tief ein und halte den Atem an, so lange du kannst. Pumpe dabei deinen Nabel ein und aus.

2

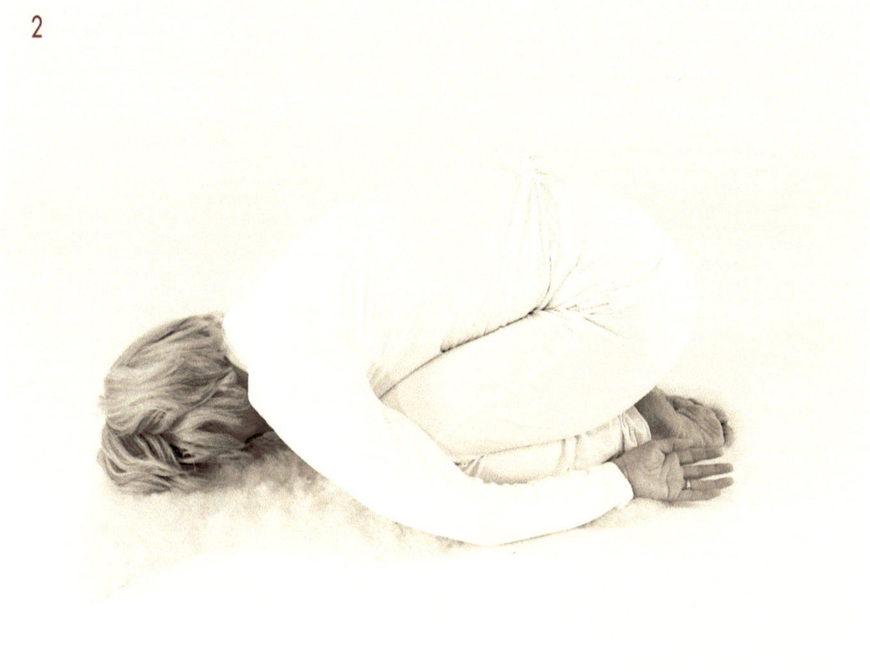

3 Komme langsam in die sitzende Position zurück. (3) Chante WAHE GURU WAHE GURU WAHE GURU WAHE JIO. WAHE bedeutet »Ekstase«, GURU »der Weg vom Dunkeln zum Licht« und JIO »die geliebte Seele«.
Fühle dich frei und unschuldig wie ein Baby. Singe wie ein Baby.
Dauer: 8,5 Minuten
Zum Schluss atme ein und halte den Atem so lange ein, wie es dir angenehm ist. Segne dich selbst mit göttlichem Licht und benutze dieses Licht, um dich selbst neu aufzubauen. Atme aus. Wiederhole diese Abfolge zweimal.

Es ist nicht notwendig, zu warten, bis du stirbst und wiedergeboren wirst, um neu geboren zu werden. Diese Meditation kann dir helfen, noch während deines jetzigen Lebens einen neuen Anfang zu machen.

3

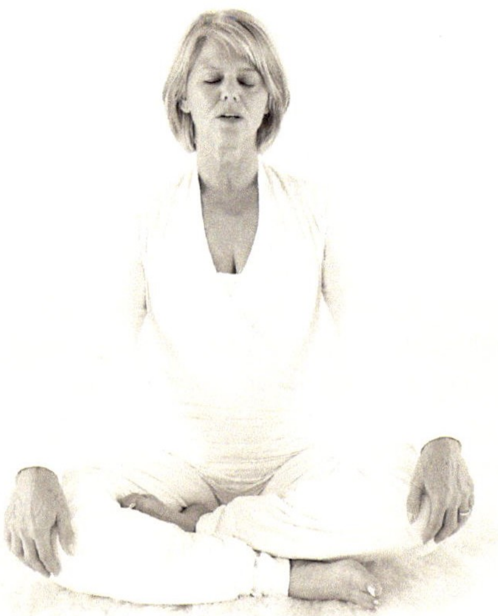

HEILMEDITATION 18

Der Kern dieser Meditation ist ein Mantra, das tröstet und ausgleicht. Im Leben wirkt es heilend, und während des Sterbens sorgt es für einen harmonischen Übergang.

Das Heilmantra lautet: RA MA DA SA SA SE SO HONG. Seine Bedeutung wurde unter »16. Meditation: Den Tod abwehren« erläutert. Allerdings ist die Sprachmelodie hier anders.[47] Du kannst das Mantra, das auch *Siri-Gaitri-Mantra* genannt wird, entweder laut oder in Gedanken chanten.

Verschiedene Mudras und Armhaltungen verleihen diesem Mantra ganz verschiedene Anwendungsmöglichkeiten.

1 Die folgende Variante der Heilmeditation wird *Sank Kriya*, Muschelhorn-Kriya, genannt. Sie ermöglicht Heilung und Unterstützung für dich selbst.[48]

In der einfachen Haltung lege deine rechte Hand ungefähr 15 cm vor der Brustmitte in deine linke Hand. Die Daumen liegen überkreuz. Die Oberarme sind entspannt auf den Rippen abgestützt. Die Augen sind 90 % geschlossen. (1a) (1b)

Chante das Siri-Gaitri-Mantra.

Dauer: 7–11 Minuten

Das Siri-Gaitri-Mantra braucht viel Prana und wirkt mit der Kraft des Luft-Elements. Versuche, mit deinem ganzen Atem zu singen. Diese Meditation bringt dir körperliche und geistige Heilung. Sie kann Veränderungen begleiten; auch die große Verwandlung des Hinübergehens.

2 Diese zweite Variante der Heilmeditation dient der Heilung und Unterstützung von jemandem, der nicht anwesend ist. In der einfachen Haltung stütze die Ellbogen auf den Rippen ab und halte die Hände mit nach oben weisenden Handflächen schräg seitlich vor den Brustkorb. Die Augen sind geschlossen. (2)

Chante das Siri-Gaitri-Mantra.

Dauer: 7–11 Minuten

Diese Variation der Heilmeditation kannst du auch in einem Kreis von Menschen machen, die zusammen Energie an eine bestimmte Person schicken möchten. Das ist auch mit einer Person möglich, die schon gestorben ist und von der du glaubst, sie könne diese Unterstützung brauchen, z.B. nach ein Unfalltod.

3 Die dritte Variante der Heilmeditation ist zur Heilung und Unterstützung für einen anwesenden Menschen gedacht. Setze dich neben die auf dem Rücken liegende Person. Lege deine rechte Hand auf seine oder ihre Stirn, was auf die Hypophyse wirkt, und die linke Hand auf seinen oder ihren Nabel. (3)

Chante das Siri-Gaitri-Mantra.

Dauer: 7–11 Minuten

Diese letzte Form der Heilmeditation fördert die Heilung eines Menschen im Leben. Gleichermaßen unterstützt sie einen Sterbenden beim Übergang, so dass er einen guten Weg findet.

1a

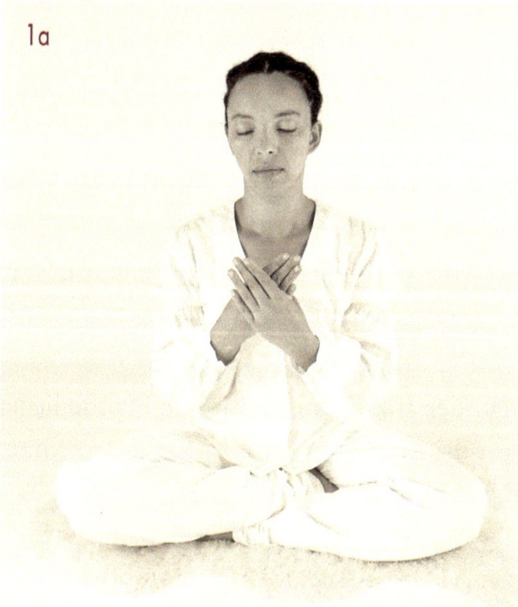

2

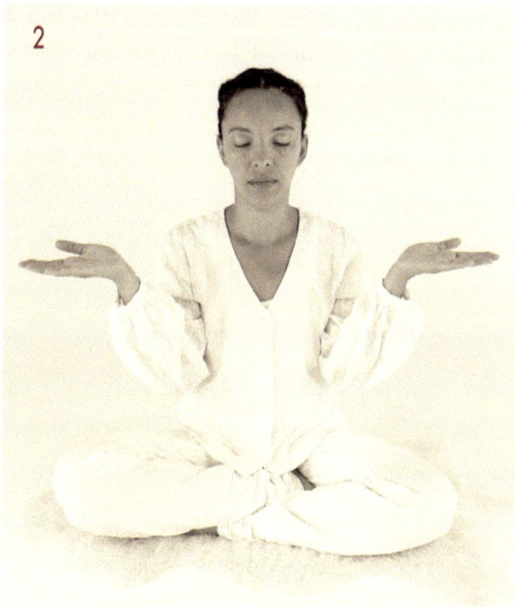

1b

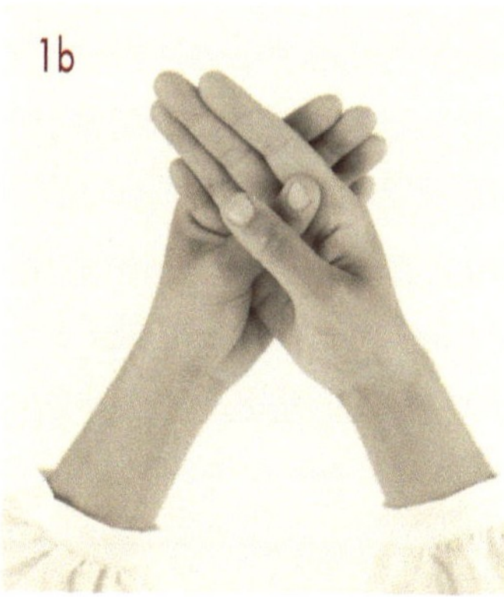

3

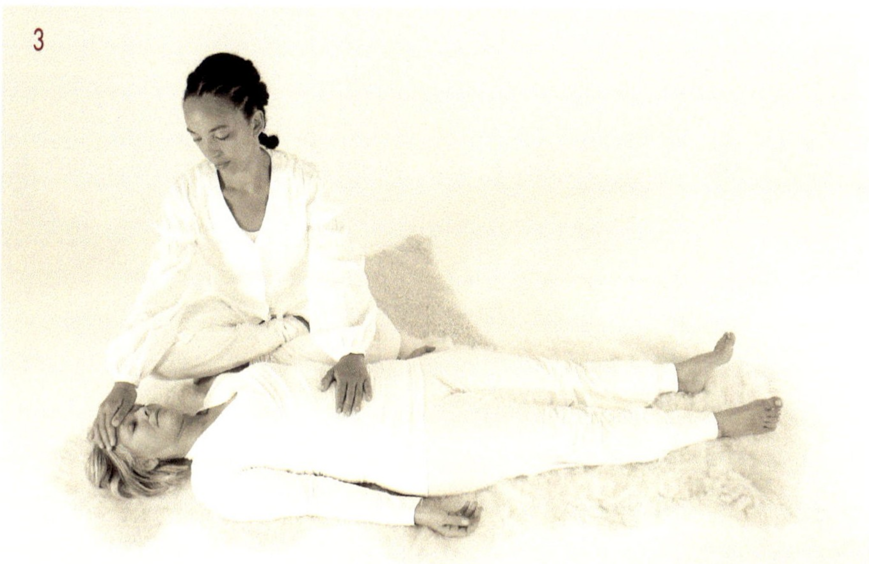

MEDITATION 19

Für Angehörige vor und während einer Kremation

Sitze in der einfachen Haltung oder auf einem Stuhl. Die Hände liegen im Schoß. Lege die rechte Hand in die linke und umfasse den linken Daumen. Dies ist eine sehr entspannte Position.
Atme tief ein und singe das folgende Mantra dreimal auf einen Atemzug: HARI NAM TAT SAT TAT SAT HARI. Das Mantra bedeutet »Die kreative, göttliche Identität zeigt die Realität der Elemente«.
Dauer: 3–11 Minuten

Dieses Mantra unterstützt die Angehörigen eines Verstorbenen während einer Feuerbestattung. Es wurde nur selten unterrichtet. Früher wurde es geheim gehalten und nur von großen Brahmanen an ihre besten Schüler weitergegeben. Es stimuliert die Meridiane, schenkt Entspannung und Wohlgefühl und schafft eine Verbindung zum höchsten Bewusstsein.

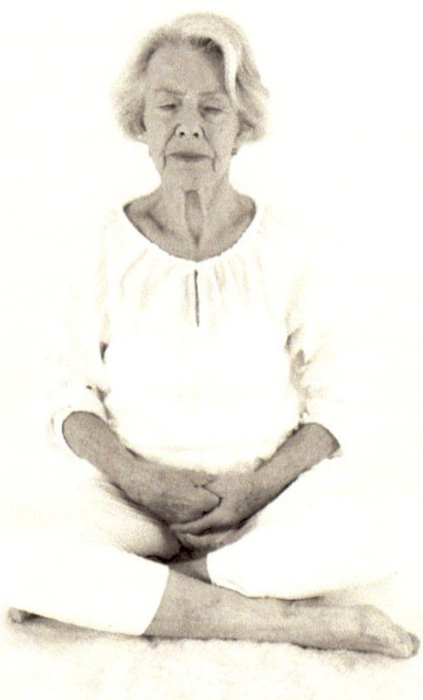

ÜBUNGSREIHE 20

Trauer, Wut und Angst loslassen

1 Nimm die einfache Haltung ein. Winkle die Arme schräg ab, die Hände befinden sich auf der Höhe der Schultern, die Finger sind gerade. (1a) Dann hebe die Arme mit einer schnellen, stoßähnlichen Bewegung diagonal nach vorn und oben. (1b) Ziehe sie wieder zurück. (1c) Dann stoße die Arme waagerecht zur Seite. (1d) Fahre mit dieser Bewegung rhythmisch fort, wobei du in jeder Position HAR mit der Kraft des Nabels chantest und das R mit der Zungenspitze rollst.
Dauer: 3,5 Minuten

In der indischen Metaphysik gibt es, anders als im Christentum, keine negative Kraft wie den Teufel. Krisen und die Notwendigkeit des Loslassens sind genauso Teil der göttlichen Realität wie Liebe und Frieden. Das Mantra HAR steht für diese göttliche Kraft der Zerstörung und Verwandlung. Auch die Bewegung dieser Übung hat etwas Befreiendes – es ist eher ein Wegstoßen als ein Strecken.

1a

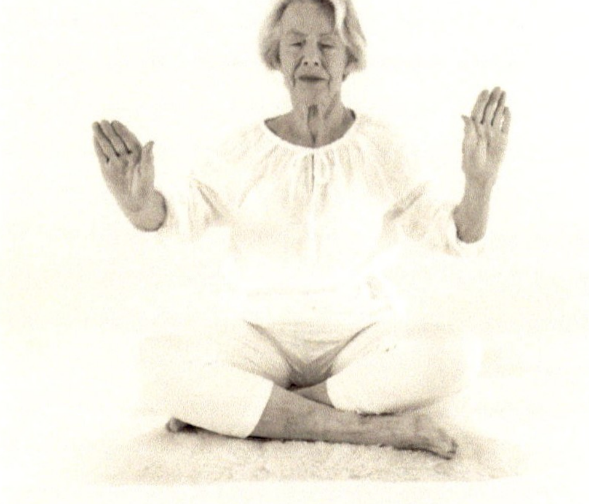

1b

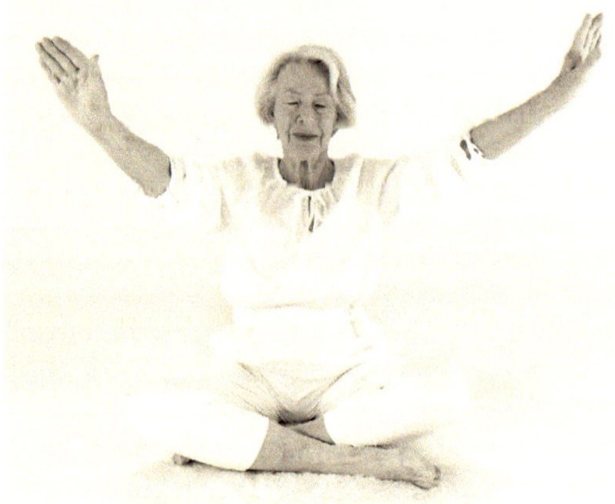

1c

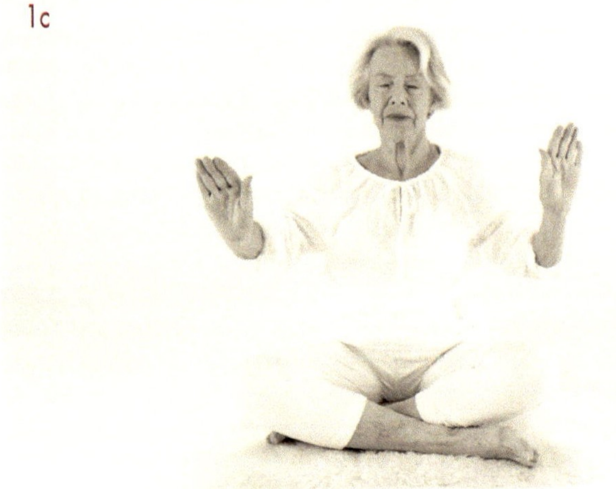

1d

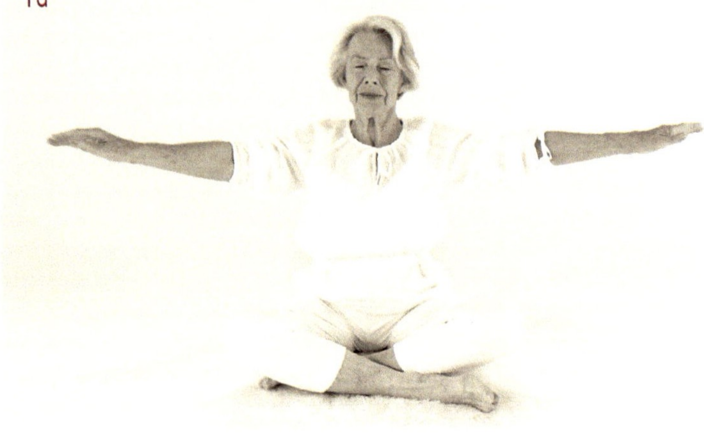

2 Bleibe in der Bewegung, chante weiter hörbar HAR, strecke dabei jetzt jedoch die Zunge so weit wie möglich aus dem Mund.
Dauer: 2,5 Minuten

In einer Übung deine Zunge rauszustrecken ist bestimmt eine ungewöhnliche Erfahrung. Die Zunge trocknet aus, und der Zungenmuskel muss sich anstrengen, um die Streckung zu wahren.
Diese Übung hat eine reinigende Wirkung, sowohl körperlich als auch emotional.

2

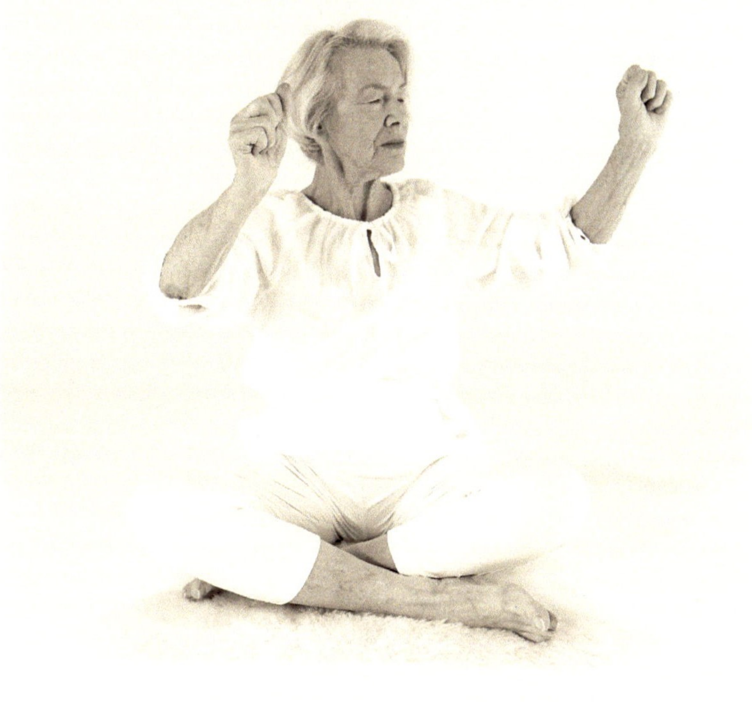

3 Hebe die Ellbogen seitlich auf Schulterhöhe, winkle die Unterarme senkrecht an, die Hände bilden Fäuste. Beginne, dich um deine Achse nach links und rechts zu drehen. Die Zunge bleibt weiter herausgestreckt, während du sowohl links als auch rechts HAR chantest. (2)

Diese Übung lockert den Brustkorb auf und massiert die Umgebung des Herzens, das sich dadurch von Trauer befreien kann.

4 Nimm die Baby-Haltung ein: Im Fersensitz bringe deine Stirn zum Boden, strecke die Arme neben deinem Körper nach hinten aus und drehe die Handflächen nach oben. (3) Entspanne dich und chante – das R wird wieder mit der Zungenspitze gerollt – HAR HAR MUKANDE. HAR steht für loslassen, MUKANDE bedeutet befreiend.
Dauer: 3–9 Minuten

Die Baby-Haltung hilft dir, wieder Kind zu sein und dadurch einen neuen Anfang zu machen. Das Mantra unterstützt die Befreiung und das Loslassen deiner Schmerzen.

3

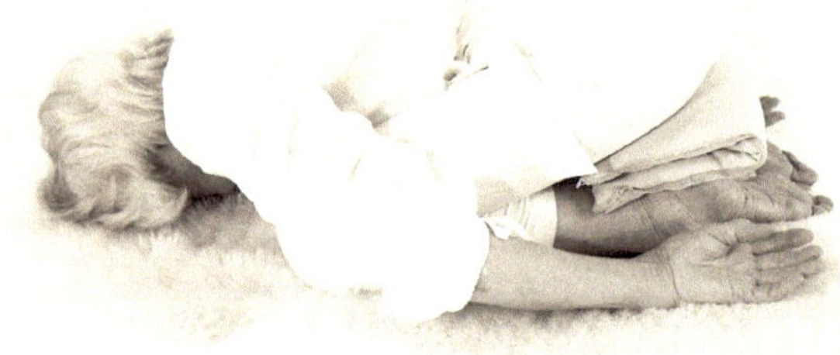

5 Nimm die einfache Haltung ein. Strecke die Arme diagonal nach oben. (4) Chante weiterhin: HAR HAR MUKANDE.
Dauer: 3 Minuten

6 Nimm die einfache Haltung ein und lasse Schultern und Kopf hängen. (5) Lausche dem Mantra CHATTRE CHAKRE VARTI[49].
Dauer: 3–6 Minuten

Überprüfe in dieser Übung, wie viel Schmerz und Trauer noch in dir sind. Lasse sie einfach zu.

7 Jetzt richte dich auf, spüre deinen Mut und deine Würde. Lausche weiterhin CHATTRE CHAKRE VARTI und atme tief. (6)
Dauer: 3 Minuten

Was immer auch in dir noch an Trauer da ist, die Übung und das Mantra unterstützen dich, mutig zu sein und durchzuhalten.

8 Lege dich in die Rückenlage, die Hände neben den Körper, die Augen geschlossen, und entspanne dich.
Dauer: 5–11 Min.

4

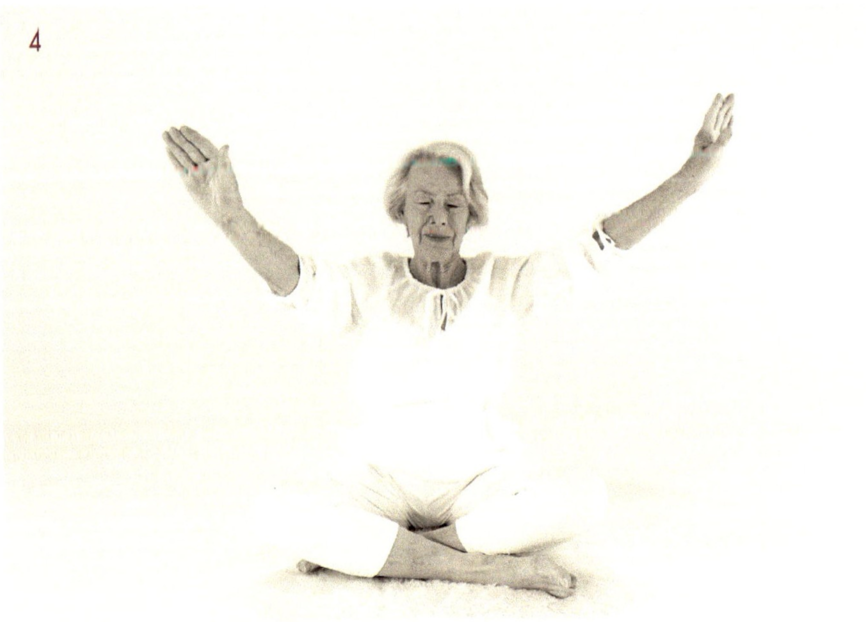

5

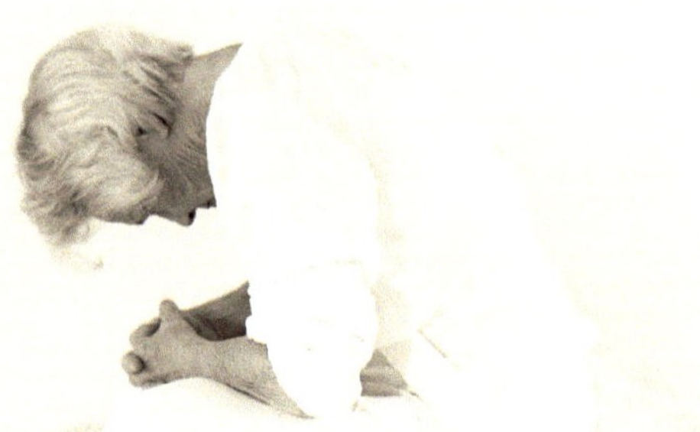

6

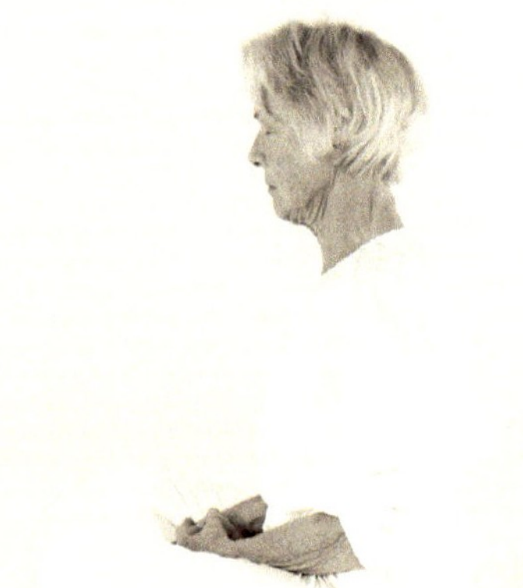

ÜBUNGSREIHE 21

Eingebildete Unfähigkeiten loswerden

1 Sitze in der einfachen Haltung und hebe die Hände mit gespreizten Fingern vor die Schultern, die Handflächen zeigen nach vorn. (1a) Dann drehe schnell die Hände zu dir her, so dass die Daumen nach außen zeigen, und drücke dabei deine Fingerspitzen auf die Fingerwurzeln. (1b) Danach öffne die Finger wieder und drehe die Hände wieder zurück. Wiederhole diese Bewegung mehrmals in schneller Folge. Der Atem ist ein schneller Hundeatem: Du atmest hechelnd durch die gerundeten Lippen im Rhythmus der Bewegung.
Dauer: 1–3 Minuten
Zum Abschluss dieser Übung atme ein und balle die Hände zu Fäusten. Spanne alle Muskeln deines Körpers an. Atme aus. Mache das dreimal.

Der Hundeatem wirkt reinigend.
Der Daumen, der das Ego repräsentiert, bleibt hier wie auch in manchen anderen Übungen abgespreizt. Das hilft dir, dich neu auszurichten.

1a

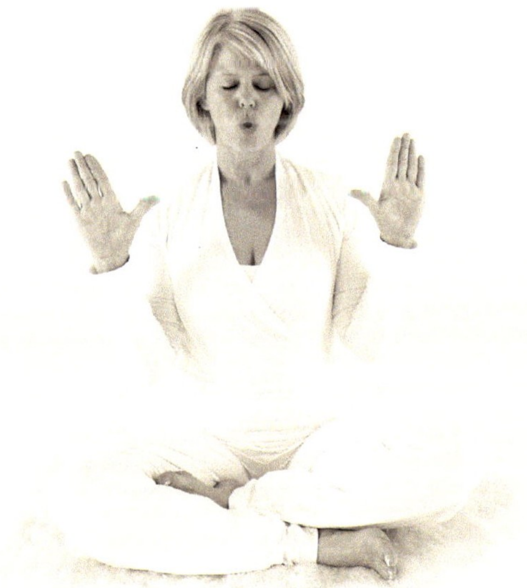

1b

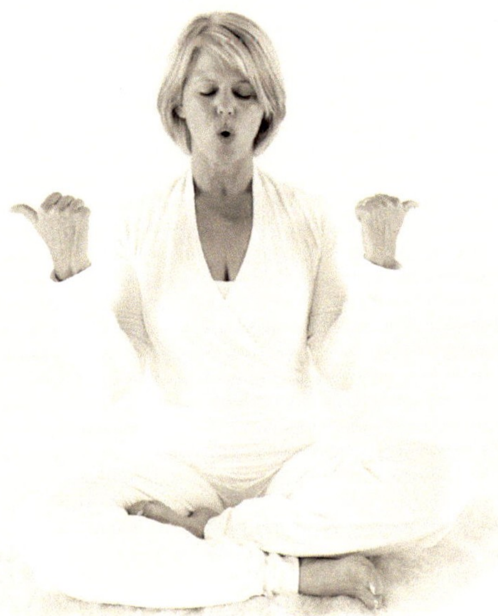

2 Bleibe in der einfachen Haltung sitzen und schiebe die Hände abwechselnd nach vorne, so als ob du etwas von dir wegdrückst. Eine Hand kommt nach vorne, während du die andere Hand zurückziehst. Die Handflächen weisen nach vorne, der Handballen führt die Bewegung. Auch diese Übung wird mit einem kräftigen Hundeatem durch den Mund ausgeführt. (2a) (2b)
Dauer: 1–3 Minuten
Zum Schluss atme ein und drücke einen Arm nach vorne, spanne währenddessen alle Muskeln deines Körpers an. Atme aus und entspanne dich wieder. Wiederhole diese Bewegung insgesamt dreimal und wechsle dabei die Hände.

Die Übung wirkt auf das Lymphsystem und in psychosomatischer Hinsicht auf die Kraft deiner Projektion. Das bedeutet, dass du deine Träume und Ideen besser umsetzen kannst.

2a

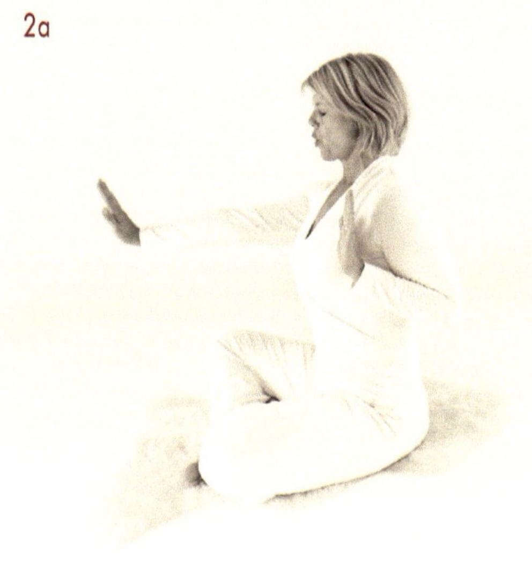

2b

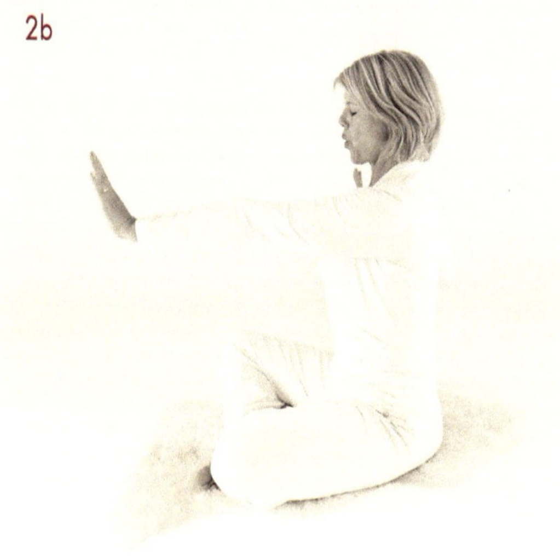

3 In der einfachen Haltung öffne die Arme weit, die Ellbogen sind leicht gebeugt. Bewege die Arme rückwärts in schnellen Kreisen. Begleite auch diese Bewegung mit dem Hundeatem. (3)
Dauer: 1–3 Minuten
Zum Abschluss atme ein, strecke die Zunge so weit wie möglich heraus und spanne alle Muskeln des Körpers so intensiv an, dass du anfängst zu zittern. Atme aus und entspanne dich wieder. Mache diesen Abschluss dreimal.

Diese Übung lockert die Schultern und stimuliert Herz und Kreislauf, was dir zu mehr Lebendigkeit verhilft.
Insgesamt verleiht dir diese Übungsreihe wieder Lebensmut und Kraft, so dass du, wenn die Trauer allmählich zu Ende geht, neue Wege finden kannst.

3

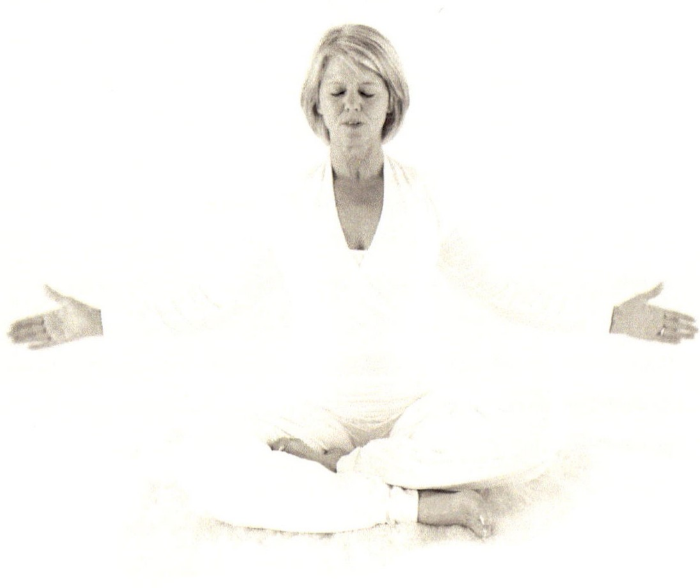

MEDITATION 22

Öffne dich für das Neue in dir

Setze dich in die einfache Haltung, bringe beide Hände auf Schulterhöhe und lasse die Ellbogen entspannt nach unten hängen. Strecke die Zeige- und Mittelfinger nach oben, beuge Ring- und kleinen Finger und lege die Daumen darüber. Die Augen sind geschlossen. Beginne nun, die Zeige- und Mittelfinger rhythmisch zu öffnen und zu schließen. (1) (2)
Führe die Übung zunächst mit einem langen, tiefen Atem aus.
Dauer: 6–8 Minuten
Dann bewege weiter die Finger wie vorher, atme jedoch im Rhythmus der Fingerbewegung schnell und hechelnd durch den Mund. Beim Einatmen wölbe den Bauch vor, beim Ausatmen ziehe ihn ein.
Dauer: 3–5 Minuten
Am Ende der Übung atme tief ein und ziehe den Nabel nach innen in Richtung der Wirbelsäule. Dann atme kräftig aus und entspanne den Nabel wieder. Mache diesen Abschluss insgesamt dreimal.

Diese Bewegung der Zeige- und Mittelfinger heißt »Karma-Schere«. Mit ihr zerschneidest du das, was dich von der Entwicklung einer neuen Lebensvision zurückhält. Halte dich nicht zurück, mache deine Wünsche nicht zu klein. Was ist es, das du tief im Herzen möchtest? Diese Meditation kann dir einen Weg dorthin öffnen, den du dann Schritt für Schritt gehen kannst.

1

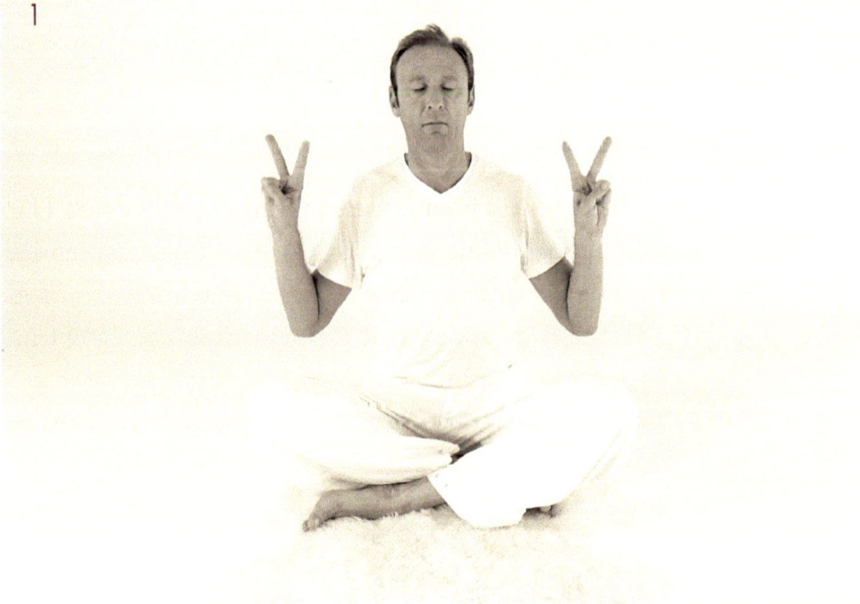

2

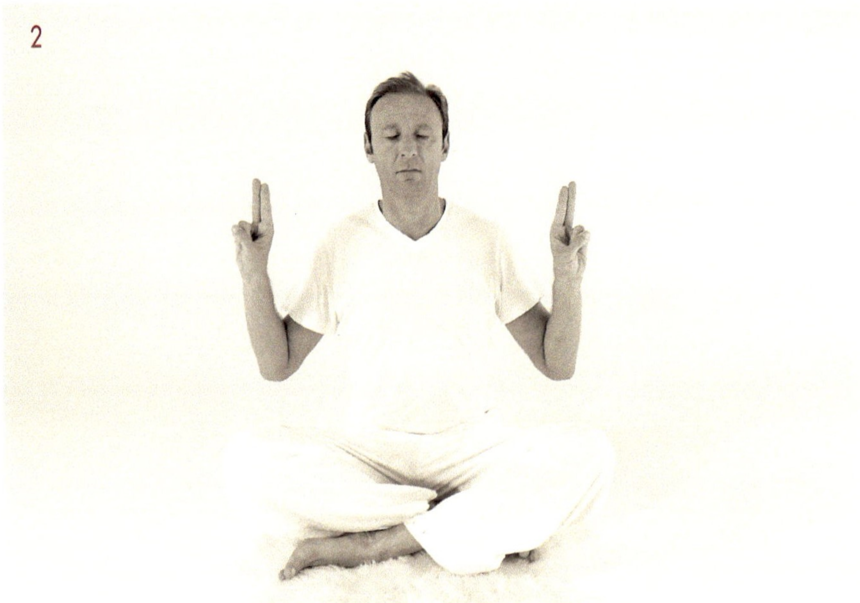

MEDITATION 23

Pittra Kriya – Trauer hinter sich lassen

Lege die linke Hand auf dein Herz-Zentrum. Halte die rechte Hand wie eine Schale vor deinem Körper. Der Ellbogen liegt dabei entspannt am Körper. Richte den Blick auf die Nasenspitze. (1) Hebe die rechte Hand und führe sie am Ohr vorbei, so als ob du Wasser über deine Schulter nach hinten schöpfen würdest, und zwar so weit, dass das Handgelenk am Ohrläppchen vorbeikommt. (2) Spüre den Luftzug an deinem Ohr. Wiederhole die Bewegung mehrmals in deinem eigenen Tempo und atme immer dann aus, wenn du die Hand nach hinten führst.
Dauer: 7–11 Minuten
Zum Schluss atme ein und strecke die rechte Hand so weit möglich über die Schulter nach hinten. Halte den Atem für 15 Sekunden an und atme dann aus. Wiederhole diesen Abschluss noch zweimal.

In Indien stellt man sich in den Fluss und schöpft Wasser über die Schulter, um die Trauer über einen Verlust hinter sich zu lassen. Hier im Westen wäre es gut, diese Übung in der Badewanne zu machen. Da Wasser die Fähigkeit hat, Gefühle aufzunehmen und zu speichern, kannst du auf diese Weise all deine Traurigkeit, Verbitterung und Verzweiflung hinter dir lassen. Natürlich kannst du dich auch einfach auf deine Matte setzen und dir das Wasserschöpfen vorstellen.

1

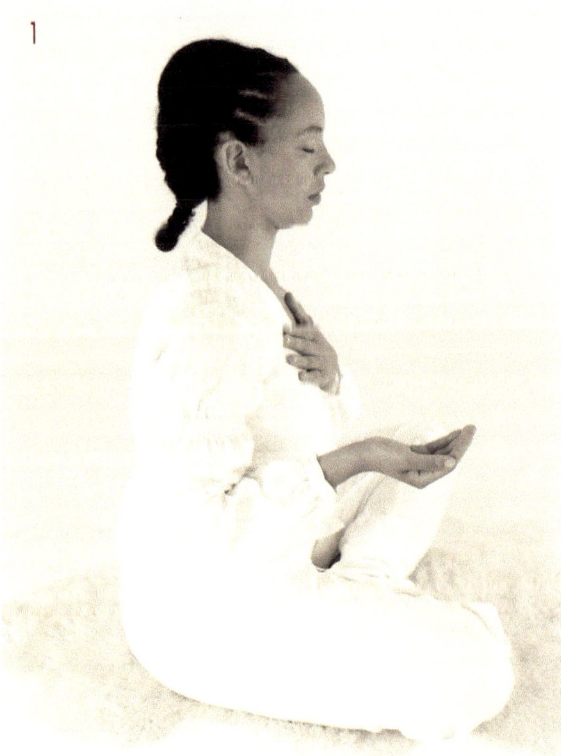

2

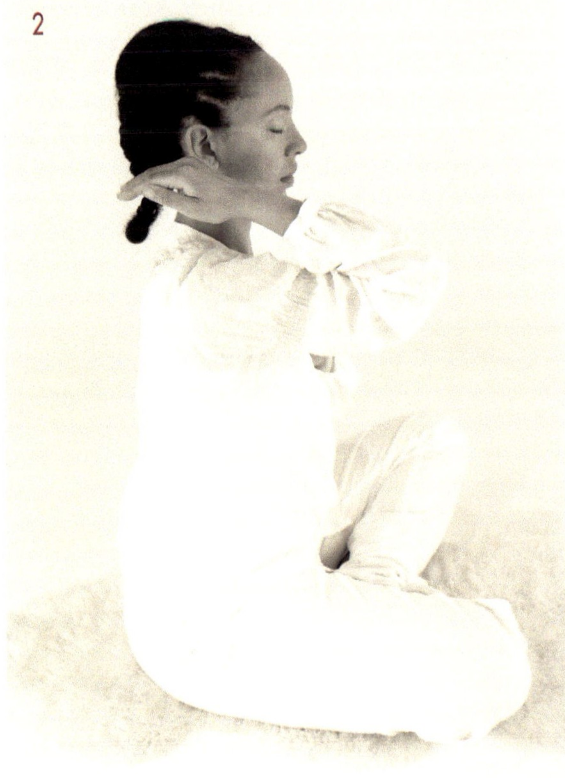

MEDITATION 24

Entspannt leben

Sitze in der einfachen Haltung oder auf einem Stuhl mit geradem Rücken und den Füßen flach auf dem Boden. Die Hände liegen auf den Knien. Schließe die Augen und konzentriere dich auf die Nasenwurzel, den Punkt zwischen den Augenbrauen. Lege deine Zungenspitze sanft an den Gaumen. Atme normal.
Dauer: 2,5–5 Minuten

Dies ist die einfachste aller Meditationen. Sie ist einfach zu erklären und einfach auszuführen, hat aber eine tiefe Wirkung. Selbst wenn du nichts anderes aus diesem Buch umsetzt, kann diese Meditation dir helfen, entspannt auf die Reise des Übergangs zu gehen oder auch andere auf ihrer Reise zu begleiten und ihren Übergang zu akzeptieren.

Zusätzlich: Lege dich 40 Tage lang zweimal täglich elf Minuten zum Entspannen auf den Rücken in Shavasana, die Totenhaltung. 40 Tage sind der Zeitraum, dessen es bedarf, eine neue Gewohnheit zu verwurzeln.

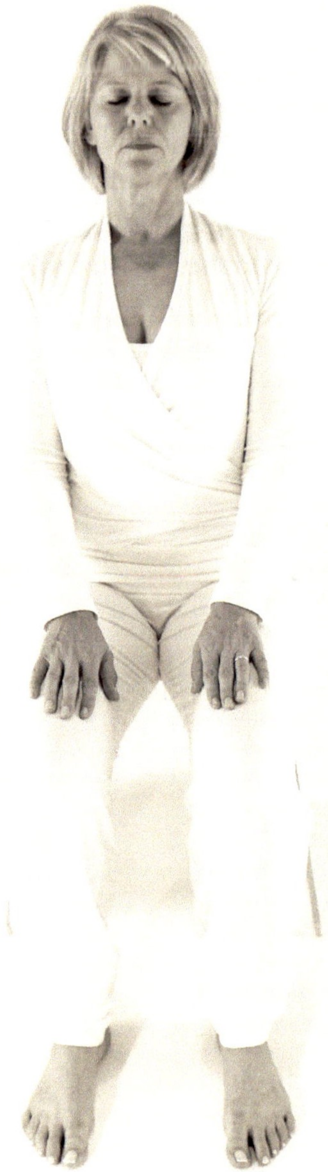

MEDITATION 25

Erdung

Sitze in der einfachen Haltung. Die Augen sind geschlossen und leicht auf den Punkt zwischen den Augenbrauen ausgerichtet. Spreize die Finger und setze sie neben deinem Körper auf den Boden.
Atme lang und tief. Beim Einatmen stelle dir vor, wie du deine Körperenergien durch deinen gesamten Körper zum Kopf bringst – ähnlich wie ein Glas, das sich mit Wasser füllt. Beim Ausatmen stelle dir vor, wie du die Energien vom Kopf aus wie Wasser durch die Hände und Finger hindurch in den Boden abfließen lässt. Es ist, als ob du eine Klappe öffnen würdest, um das Wasser abfließen zu lassen.
Dauer: 11 Minuten

Wenn ein Mensch gestorben ist, der dir nahesteht, neigst du möglicherweise dazu, den Bezug zur Realität zu verlieren. Es ist so viel passiert, du bist so gebeutelt durch deinen Verlust, dass du die Realität des Alltags völlig aus den Augen verlieren kannst.
Diese Meditation hilft dir, wieder auf die Erde zu kommen, und du erkennst, dass dein Weg weitergeht, trotz allem, was passiert ist. Mutter Erde ist da, und sie nährt und stützt dich, wenn du Kontakt mit ihr aufnimmst. Am schönsten ist es, diese Übung draußen zu machen, während du tatsächlich auf der Erde sitzt, aber sie wirkt überall. Sie ist übrigens auch gut bei Kopfschmerzen.

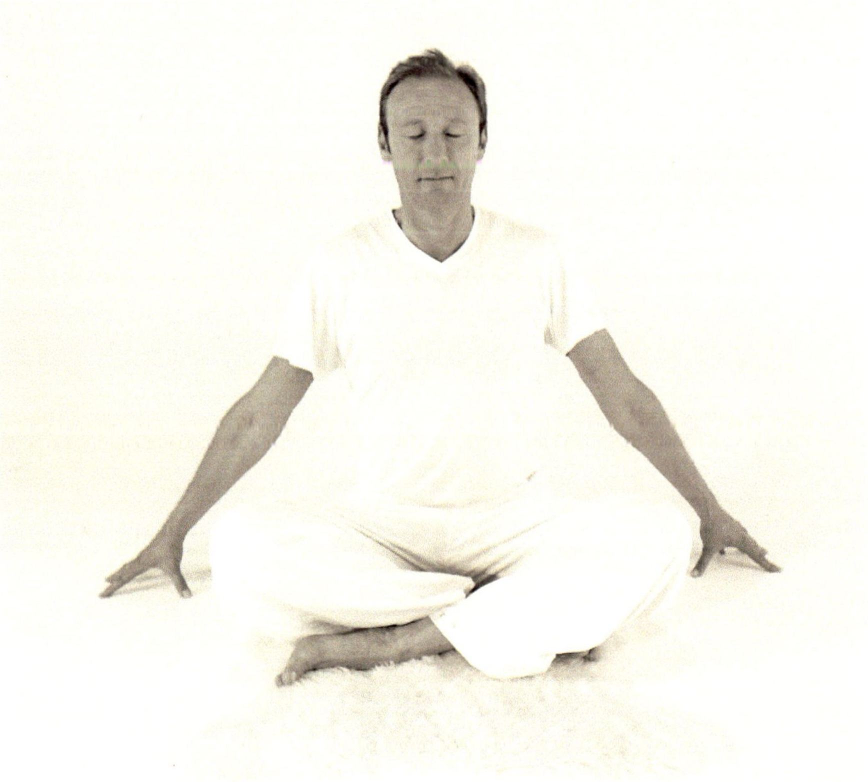

EINE-MINUTE-ATEM 26

Gegen Angst

Sitze in einfacher Haltung oder auf einem Stuhl mit geradem Rücken und den Füßen flach auf dem Boden. Die Hände liegen auf den Knien. Atme 20 Sekunden lang ein, halte den Atem 20 Sekunden lang an und atme 20 Sekunden lang aus. Atme in diesem Rhythmus weiter.
Du kannst gern mit kürzeren Intervallen beginnen, z.B. 5 Sekunden einatmen – 5 Sekunden den Atem anhalten – 5 Sekunden ausatmen, und dann allmählich die Intervalle verlängern.
Dauer: 3–11 Minuten

Nach dem Anschlag auf das World Trade Center in New York am 11. September 2001 schien die ganze Bevölkerung der Stadt traumatisiert. Die Leute suchten Trost beieinander, und niemand wollte allein sein. Das Yoga-Zentrum in New York war Tag und Nacht voll mit Leuten, die ängstlich und schockiert waren. Es wurde viel Yoga praktiziert, um den Menschen die Angst zu nehmen und sie wieder auf den Boden zu bringen. Dabei stellte sich heraus, dass die effektivste Yoga-Technik gegen Angst der Eine-Minute-Atem ist. Du kannst ihn überall machen, einfach zwischendurch. Und er wirkt immer beruhigend und positiv.

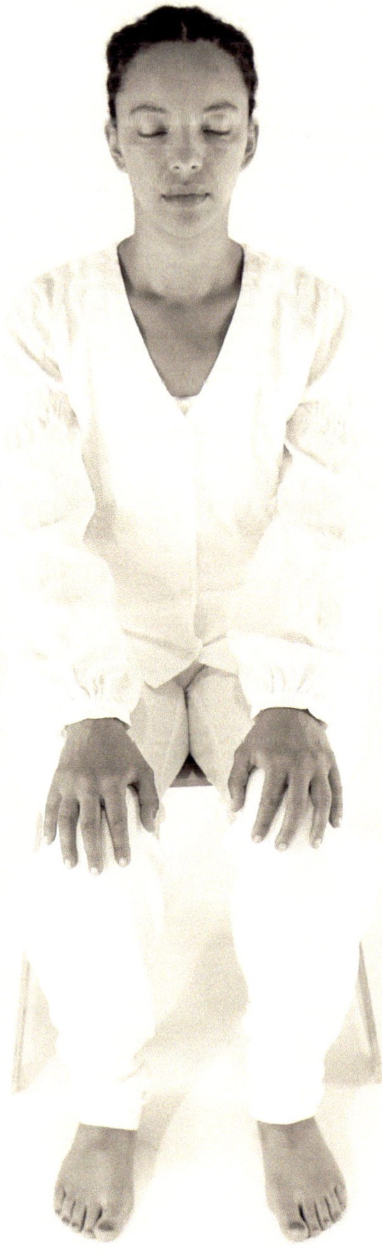

NACHWORT

»250.000 Leute sterben heute, 250.000 Leute werden heute geboren.«[50]

Drei Tage lang lag der Körper meines Vaters, irgendwie noch immer der typische niederländische »Mijnheer«, der er immer gewesen war, in seinem dunkelblauen Anzug bei uns zu Hause im Wohnzimmer aufgebahrt. Ohne Scheu, den Toten zu berühren, konnte ich die eiskalten, kreidebleichen Hände und den so vertrauten und doch so fremden, grauen Kopf zwischen weißen Rosen und Kerzen noch etwas besser zurechtlegen. Nachdem mein Vater die letzten Wochen immer besser hatte loslassen können, starb er friedlich im Halbschlaf im Verlauf eines Vormittags. Schon die ganze Nacht davor war er nicht mehr wirklich in seinem Körper gewesen.

Zu sterben scheint ähnlich lange zu dauern, wie geboren zu werden. Wer in dieser Welt stirbt, wird in der anderen Welt geboren. Und Kinder, die in unserer jetzigen Welt geboren werden, sterben dort. Es macht nicht so viel aus, in welche Richtung wir durch das Tor gehen.

Möge dieses Buch dazu beitragen, dass du dich ohne Angst und voller positiver Erwartung auf den interessantesten Übergang deines Lebens vorbereiten kannst. Darüber hinaus möge der Gedanke an Panorama, Tunnel und Weggabelung deinem Leben Sinn geben und dich motivieren, an dir zu arbeiten.

»Die Sonne erleuchte dich immer,
die Liebe dein Begleiter sei,
und das reine Licht im Herzen,
sei stets bei dir.«[31]

SAT NAM

DANK

»Dankbarkeit ist eine wichtige Energiequelle.«

Mein Dank gilt an allererster Stelle Yogi Bhajan, dem Meister des Kundalini-Yoga. Er ist die Quelle der meisten Zitate und Geschichten und Vermittler aller Übungsreihen und Übungen in diesem Buch. Es gibt kein Danke, das hier groß genug wäre. Einmal schaute der Meister mich prüfend an und sagte: »Eines Tages wirst du alles aufschreiben. Du hast genügend Sitzfleisch dazu.«

Ich danke Simran Kaur Wester, meiner Frau. Sie hat, wie auch schon bei meinen vorherigen Büchern, das Manuskript mehrfach bearbeitet und »eingedeutscht«. Obwohl ich seit damals natürlich nicht stehengeblieben bin (☺), war es offensichtlich eine gute Idee für einen in Deutschland lebenden holländischen Autor, eine Germanistin zu heiraten. Auch hier ist kein Dank groß genug.

Ich danke Satnam Kaur Wester, meiner Tochter, die mit der Eleganz ihrer Sprache zur Verfeinerung der Traumreisen dieses Buches beigetragen hat.

Ich danke Arne Dharma Singh Raap, der mich damals zum Praktikum in sein Bestattungsinstitut eingeladen hat. Besonders danke ich ihm für den Respekt, den er dem Toten gezollt hat, den wir gemeinsam versorgt haben. Wenn ich einmal sterbe, würde ich es sehr schätzen, wenn er sich meines Körpers annehmen könnte.

Ich danke Gerda Ram Ravi Kaur Bakker, Illustratorin von Gottes Gnaden, die den Impuls zu diesem Buch gegeben, später das besondere Design entworfen und die Illustrationen gezeichnet hat.

Ich danke Sukhpreet Kaur Mauchert für die erste Überarbeitung und »Enthollandisierung« dieses Buches.

Ich danke Crescensia Gromotka, der ältesten Kundalini-Yoga-

Lehrerin Deutschlands, dass sie sich im Alter von 87 Jahren als Modell für die Fotografien in diesem Buch zur Verfügung gestellt hat.

Ich danke Mukande Kaur, Kundalini-Yoga-Lehrerin, Visagistin und ebenfalls Modell für die Fotos, sowie den anderen Modellen Mukande Singh, ihrem Mann (endlich ein Mann) und Jiwanpal Kaur.

Ich danke Roswitha Hecke für die Fotografien in diesem Buch – unsere gemeinsame Arbeit begann schon vor über 20 Jahren mit *Das Kundalini-Yoga Handbuch*.

Ich danke Andreas Klaus, dem Lektor des O. W. Barth Verlages. Endlich ein Lektor, der selbst Kundalini-Yoga macht.

Ich danke Torsten Glaeser, der es so einfach gemacht hat, einen Verlag zu finden.

Ich danke Angela Schoeneck für ihre guten Ideen und Martina Darga für ihr besonderes Engagement bei der Redaktion.

Ich danke meiner Schwester Ineke Wester, die meine Eltern in ihrem Übergangsprozess begleitet hat – viel besser als ich tatsächlich, und das lag nicht nur daran, dass sie dichter dran und ich im Ausland war.

Ich danke Dzogchen Ponlop Rinpoche, der in *Mind beyond Death (Der Geist überwindet den Tod)* die Rolle der fünf Elemente beim Sterben aus der Sicht der buddhistischen Tradition dargestellt hat.

Ich danke Pim van Lommel, einem niederländischen Kardiologen, der in seinem Buch *Endless Consciousness* (*Endloses Bewusstsein*) aufgrund seiner Erfahrungen mit den Nahtoderfahrungen seiner Patienten wissenschaftliche Beweise für das Fortbestehen des Bewusstseins nach dem Tod liefert. Ich hörte verschiedene Vorlesungen von ihm im Internet und war elektrisiert, als ich erfuhr, wie erstmalig ein Wissenschaftler mit einem ironischen Lächeln viele der Erkenntnisse, die in diesem Buch dargestellt werden, bestätigt.

Ich danke den vielen Leuten, die sich mir geöffnet und mir ihre Nahtoderfahrungen erzählt und geschickt haben.

GLOSSAR

»Am Anfang war das Wort.«[52]

Äther: Die erste Ebene des blauen Äthers ist der Lagerraum, die Bibliothek oder die Akasha-Chronik. Nachdem ein Verstorbener das Magnetfeld der Erde verlassen hat, ist dieser Bereich der erste, den er betritt. Hier erlangt er die Erinnerungen an seine vergangenen Inkarnationen zurück.

In der zweiten Ebene des blauen Äthers treffen die Seelen derjenigen, die gerade gestorben sind und das Magnetfeld der Erde durchquert haben, auf die Seelen, die sich vorbereiten, wiedergeboren zu werden. Die Seele im Subtil-Körper kann sich hier ausruhen und heilen, bevor sie in die dritte Ebene weitergeht.

In der dritten Ebene des blauen Äthers befinden sich die meisten Seelen. Hier bearbeiten sie ihre Lektionen und bereiten sich auf ein nächstes Leben auf der Erde oder einen Aufstieg in den vierten Äther vor.

Die Seelen, die auf die vierte Ebene des blauen Äthers vordringen, brauchen keine Inkarnation mehr auf der Erde, um sich weiterzuentwickeln. Sie können aber auf eigenen Wunsch durchaus noch einmal als Weisheitslehrer oder -lehrerin geboren werden.

In der fünften Ebene des blauen Äthers, der Ebene der Astralwelt, geht es um das endgültige Einswerden der Seelen mit »Allem, Was Ist«.

Ahangkar: Der emotionale Aspekt des Geistes, der über »ich« und »nicht ich« urteilt sowie über »das gehört zu mir« und »das gehört nicht zu mir«. Im Laufe der spirituellen Entwicklung eines Menschen dehnt sich der Anteil dessen, »was zu ihm gehört«, aus, so dass immer mehr Menschen und Vorgänge um ihn herum zu seiner Verantwortlichkeit werden – bis er schließlich eins mit allem geworden ist.

AKAAL: Dieses Mantra bedeutet »unsterblich« und wird benutzt, um Verstorbene an die Unsterblichkeit ihrer Seele zu erinnern, damit sie das Magnetfeld der Erde durchqueren können.

Amen: Christliches Mantra, verwandt dem hinduistischen OM. Es kommt auch im Kundalini-Yoga vor, z. B. bei einer Meditation für das Gedächtnis.

Ashram: Spirituelle Wohngemeinschaft, in welcher am frühen Morgen gemeinsam Sadhana (Yoga und Meditation) praktiziert wird.

Astral-Ebenen: Die subtilen, ätherischen Ebenen, die eine Seele betritt, nachdem sie die Erde verlassen hat.

Aura: Eine eiförmige Energiehülle, die jeder Mensch und jedes Lebewesen um sich herum trägt. Die Aura wirkt schützend und trägt zur Ausstrahlung bei. Sie kann verschiedene Farben annehmen.

Bandha: Körperschleuse, die aus Muskeln besteht, die nicht für nach außen gerichtete Bewegung benutzt werden, sondern eine verschließende, stützende Funktion innerhalb des Körpers haben. Im Kundalini-Yoga werden vier Bandhas genutzt. Die Betätigung dieser Schleusen lässt die Energie im Körper nach oben fließen.

Bogenlinie: Ein bis zu 11 cm breiter Strahlenkranz oder Heiligenschein, der aus subtiler Energie besteht und für die meisten Menschen unsichtbar ist. Männer und Frauen haben einen Strahlenkranz um den Kopf herum von Ohrläppchen zu Ohrläppchen und Frauen einen weiteren vor dem Brustkorb von Brustspitze zu Brustspitze. Die Bogenlinie schützt einen Menschen und seinen Geist energetisch und hilft seinen Gedanken, sich zu manifestieren.

Chakra: Energiezentrum im Körper. Das Wort Chakra bedeutet »Kreis« oder »Spirale«. Die Chakras sind Energiewirbel in unserem Organismus, die in der Nähe unserer Wirbelsäule ihren Anfangspunkt haben und dann durch alle subtilen Schichten unserer Aura bis ungefähr auf Armlänge ausstrahlen. Es gibt sieben Haupt-Chakras, die wichtige psychosomatische Funktionen haben.

Elemente: Die letzte und materiellste Stufe der Entstehung des Universums. Die fünf Elemente sind Erde, Wasser, Feuer, Luft, Äther.

Erd-Element: Umfasst alle festen Stoffe auf der Erde und natürlich auch die Erde selbst. In unserem Körper wird es durch Knochen, Muskeln und andere feste Strukturen repräsentiert. Es ist mit dem Geruchssinn verbunden.

Feuer-Element: Dieses Element schließt alles ein, was brennt, wärmt und Licht gibt. Es ist mit der Fähigkeit zu sehen verbunden und wird in unserem Körper durch das »Verdauungsfeuer« repräsentiert.

Feueratem: Ein schneller Bauchatem. Bei der Einatmung wird der Bauch aktiv nach außen gedrückt und bei der Ausatmung eingezogen. Das Zentrum ist der Nabel.

Halleluja: Ein hebräisches, sehr freudvolles Mantra, das sich besonders als Pran-Sutra eignet.

HARI: Eines der Pran-Sutras, der »Energiefäden«, die während des Übergangs helfen, dass der Sterbende nicht in einen Trance- oder Traumzustand fällt. HARI steht für die Energie Brahmas, für den kreativen Impuls des Göttlichen und unterstützt dabei, auch mit einem sehr schwierigen Karma fertig zu werden und es aufzulösen.

Inkarnation: Die Verkörperung in vielen aufeinanderfolgenden Leben gehört zu den Grundannahmen der Philosophie des Yoga. In jedem Leben arbeitet der Mensch an sich und seinem Karma.

Jalandhara Bandha: »Nackenschleuse«. Das Brustbein wird nach vorne gedrückt, das Kinn eingezogen und der Hinterkopf hochgereckt, als würde man durch einen unsichtbaren Faden nach oben gezogen.

Karma: Die Konsequenzen seiner Taten begegnen einem Menschen wieder. Alles Gute, was er tut, wie auch alles Egoistische fällt zehnfach auf ihn zurück – nicht als Strafe, sondern damit er die Konsequenzen seines Handelns verstehen kann. Hat er die jeweilige Lektion gelernt, wird sie in seinem Subtil-Körper gespeichert, und er wird diesen Fehler nie wieder begehen.

Karma-Yoga: Es ist essenziell für einen Yogi, sich neben den körperlichen Übungen auch dem »selbstlosen Dienen« oder Karma-Yoga zu widmen. Aus Liebe und Hingabe an das Göttliche dient er anderen oder dem Gemeinwohl. Dadurch baut er seinen Egoismus ab, was viele positive Folgen hat. Das Gesetz des Karmas lautet: »Alles, was du tust, kommt zehnfach zu dir zurück.« Das heißt, dass auch Gutes zehnfach zurückkommt, wenn jemand es aus Liebe tut und nicht bloß aus Pflichtgefühl.

Kundalini-Energie: Die Energie des Bewusstseins, die im ersten Chakra gespeichert ist. Diese Energie wird durch Kundalini-Yoga sanft geweckt und führt, während sie allmählich höhersteigt, zu einer Bewusstseinszunahme.

Kundalini-Yoga: Ein komplettes Yogasystem, das von Yogi Bhajan unterrichtet wurde und diesem Buch zugrunde liegt. Es beinhaltet unter anderem eine uralte, körperliche Yoga-Form, die der allmählichen Entwicklung des Menschen dient. Die Übungen sind dynamischer, und die Atemführung und die Mantras werden intensiver einbezogen als beim Hatha-Yoga. Auch sind die Übungen zu Übungsreihen zusammengefasst, die jeweils spezifischen Zielen dienen und auf subtile Weise wirken können.

Kundalini-Erweckung: Dem spontanen Aufsteigen der Kundalini-Energie durch Drogen, Unfälle oder Heilarbeit liegt zwar das gleiche Prinzip wie der Bewusstseinsentwicklung durch Kundalini-Yoga zugrunde, sie bringt aber eine zum Teil erhebliche Störung des Gleichgewichts mit sich. Es ist bei spontanen Kundalini-Erweckungen manchmal schwer, mit dem plötzlichen Energiezuwachs umzugehen, besonders wegen der fehlenden Vorbereitung durch Körperarbeit und der unzureichenden Stabilität der Nerven und der Energiebahnen.

Kyrie Eleison: Altgriechisch für »Herr, erbarme dich«. Wird in manchen christlichen Kreisen wie ein Mantra rezitiert und ist als Pran-Sutra sehr geeignet.

Langer, tiefer Atem: Beim Einatmen wölbt sich erst die Bauchdecke nach außen, dann heben sich die Rippen und schließlich Brustbein und Schlüsselbeine. Beim Ausatmen wird die Muskulatur, die Brustbein und Schlüsselbeine anzieht, wieder entspannt, dann sinken die Rippen zurück, und zum Schluss wird auch der Bauch wieder ein bisschen eingezogen.

Luft-Element: Dieses Element wird in unserem Körper durch die Lungen und den Atem repräsentiert und ist mit dem Tastsinn verbunden.

Maha Bandha: »Große Schleuse«. Im ausgeatmeten Zustand werden alle Beckenbodenmuskeln und der Nabelpunkt eingezogen, der Magen wird mit dem Zwerchfell hochgezogen und das Kinn zurückgezogen, so dass der Nacken gestreckt ist. Die Rückseite der Zungenspitze berührt dann den weichen Teil des Gaumens, und die Augen werden hinter geschlossenen Augenlidern nach oben gedreht.

Mantra: Meditationswort oder -silbe, das hilft, den Geist zu beruhigen und auszurichten. »Man« bedeutet »Geist« und »tra« »projizieren«, »konzentrieren«.

Mulbandh: »Wurzelschleuse«. Hierbei werden alle Beckenbodenmuskeln und der Nabelpunkt, d. h. der Teil der Bauchmuskulatur zwischen Schambein und Nabel, angespannt. Diese Schleuse wird sowohl benutzt, um die Energie im Chakra-System weiter nach oben zu leiten, als auch auf der physiologischen Ebene zur Unterstützung der Lendenwirbelsäule, z. B. bei Rückbeugen.

Prana-Körper: Einer der zehn »Körper« oder Energiestrukturen des Menschen. Es ist der Körper, der normalerweise mit der Form des physischen Körpers folgt, aber noch 10 bis 15 cm weiter darüber hinausragt. Durch ihn strömen die Energiebahnen, die im Yoga Nadis heißen.

Pran-Sutra: »Energiefaden«. Ein Mantra, das während des Sterbens rezitiert wird, damit der Sterbende seine Klarheit nicht verliert.

Nabelpunkt: Ein energetisch wichtiger Punkt bzw. Bereich, etwa 3–5 cm unter dem Nabel gelegen, der manchmal auch Nabelzentrum genannt wird. Es entspricht dem dritten Chakra und steht für Willenskraft, Energie und Klarheit. Der Nabelpunkt spielt eine wichtige Rolle bei Mulbandh und Maha Bandha.

RAM: Ein Pran-Sutra, das einen Menschen an die universelle Gottheit erinnert, die ihn schützt und mit der er sich vereinigt. Es ist von dem Mantra RAMA abgeleitet. RA steht für die Sonne und MA für den Mond, insofern verbindet das Mantra das männliche und das weibliche Prinzip des Universums in sich.

Reinkarnation: Die Wanderung der Seele, nachdem sie einen Körper verlassen hat und in die Äther-Welt eingegangen ist, in einen neuen Körper hinein.

Sadhana: Regelmäßige Yoga-Praxis, spirituelle Disziplin. Die beste Zeit für Sadhana ist früh morgens vor dem Sonnenaufgang, die zweitbeste abends nach dem Sonnenuntergang.

SAT NAM: Ein Pran-Sutra, mit dem Helfer oder Schutzgeister herbeigerufen werden, die einen Menschen beim Übergang in die andere Dimension unterstützen und lotsen können. SAT bedeutet »Wahrheit« und NAM »Selbst«, »Identität« – SAT NAM ist das »wahre Selbst«. Das Mantra wird in der Tradition des Kundalini-Yoga auch als Begrüßung gebraucht – deshalb diese Wirkung.

Seva: Entspricht dem Karma-Yoga, das bedeutet dem selbstlosen Dienen. Indem ein Mensch selbstlos dient, ohne mit dem Ergebnis seiner Arbeit verhaftet zu sein, löst er die karmische Last seiner Seele auf.

Spiritismus: Das Kommunizieren mit Seelen von Verstorbenen. Im Allgemeinen ist dies nicht empfehlenswert, da es Verhaftungen weiter aufrechterhält. Es kann jedoch aufschlussreich sein, um Wissen über die Zustände der Astralwelt zu erlangen.

Spiritualität: Im Gegensatz zur Religion, die größtenteils auf dem Glauben an bestimmte Vorstellungen basiert, beruht Spiritualität auf der Erfahrung der eigenen Seele und dem Einssein von »Allem, Was Ist«.

Strahlungskörper: Einer der zehn »Körper« oder Energiestrukturen des Menschen. Er besteht aus Licht, das über die Aura hinausstrahlt, und hat mit Mut und Projektionskraft zu tun.

Subtil-Körper: Einer der zehn »Körper« oder Energiestrukturen des Menschen. Der Subtil-Körper ist das Fahrzeug der Seele und kann nach dem Tod jede gewünschte Form annehmen. Er ist unsterblich, reist Leben für Leben mit der Seele mit und nimmt immer wieder andere Formen an.

Transmigration: Ein Mensch oder Lebewesen hat nicht nur verschiedene Leben als Mensch, die Seele inkarniert auch in den Reichen der Elemente, Pflanzen und Tiere, und später wandert sie durch die vierte und fünfte Ebene des blauen Äthers.

Uddhyana Bandha: »Zwerchfellschleuse«. Ihre statische Ausführung: In ausgeatmetem Zustand wird die obere Bauchdecke nach innen und oben gezogen. Ihre dynamische Ausführung: Die Bauchdecke wird in einer rhythmischen Bewegung nach vorne gedrückt und zurückgezogen.

WAHE GURU: Dieses Pran-Sutra hilft, das Sterben als ein Nach-Hause-Kommen zu erleben. WAHE bedeutet »Freude«, »Ekstase«. GURU heißt »Der Weg vom Dunkeln (GU) zum Licht (RU)«.

Wasser-Element: Dieses Element wird in unserem Körper durch Blut, Lymphe und Drüsensekrete repräsentiert sowie durch alles, was mit Gefühlen zu tun hat. Es steht auch in Verbindung zum Geschmackssinn.

Yogi/Yogini: Jemand, für den/die die Praxis des Yoga den zentralen Lebensinhalt und seinen/ihren Lebensweg darstellt.

Yogi Bhajan: Meister des Kundalini-Yoga. Geboren 1929 in Kot Harkarn, dem heutigen Pakistan. Seit seinem sechsten Lebensjahr war sein spiritueller Lehrer Sant Hazara Singh, der ihn im Alter von sechzehn Jahren zum Meister erklärte. Ab 1968 reiste Yogi Bhajan durch die USA und Europa, um erstmalig Kundalini-Yoga, das bis dahin eine Geheimwissenschaft gewesen war, öffentlich zu unterrichten. Er hat Tausende Menschen in den USA, in Europa und überall auf der Welt inspiriert und ausgebildet. Er starb 2004 in New Mexico.

ANMERKUNGEN

1 Sofern nicht anders angegeben, sind die Zitate am Anfang der Kapitel Aussagen von Yogi Bhajan und stammen aus persönlichen Aufzeichnungen des Autors.
2 van Lommel, 2011, S. 274.
3 Wambach, 1978, S. 190–191.
4 Anantaswamy, www.ted.com
5 van Lommel, 2011, S. 63.
6 Siehe das Kapitel »17 Tage Gefahr«.
7 www.iands.org
8 Brinkley, Perry, 1994, S. xi.
9 Traditionelle Hindu-Geschichte.
10 Siehe das Kapitel »17 Tage Gefahr«.
11 www.iands.org
12 Aus einem Interview mit einem Augenzeugen auf Youtube.
13 Für die Klänge dieser und der folgenden Kundalini-Mantras siehe die Webseite: www.satyasingh.de/LebenundSterben
14 Aus: *Re Man Shabad* von Guru Gobind Singh (1666–1708), 10ter Lehrer der Sikhs.
15 Ritchie, Sherill, 2008, S. 61.
16 Siehe die Kapitel »Die Verwandlung der Materie«, »Die Reorganisation des Feinstofflichen« und »Das Panorama des Lebens«.
17 Zum Klang dieses und der folgenden Kundalini-Yoga-Mantras siehe: www.satyasingh.de/LebenundSterben
18 Morse, Perry, 1990, S. 32.
19 Coppes, 2011, S. 33.
20 Williamson, 1992, S. 190–191.
21 Nelson, 1998, S. 59.
22 Yogi Bhajan, 1979, S. 31.
23 Arthur E. Yensen, www.iands.org
24 www.iands.org
25 Allgemeine Weisheit.
26 Yogi Bhajan, 1987, S. 105.
27 www.iands.com
28 Yogi Bhajan, zitiert aus persönlichen Notizen des Autors.

29 Allgemeine Weisheit.
30 Long, Perry, 2010, S. 2.
31 www.iands.com
32 Siehe das Kapitel »Die Reorganisation des Feinstofflichen«.
33 Allgemeine Weisheit.
34 Yogi Bhajan, zitiert aus persönlichen Notizen des Autors.
35 Satya Singh.
36 Frei nach Yogi Bhajan, aus persönlichen Notizen des Autors.
37 Allgemeine Weisheit.
38 Zum Klang siehe: www.satyasingh.com/LebenundSterben
39 Yogi Bhajan, 2008, S. 274.
40 Yogi Bhajan, Vortrag, 10. Sept. 2001.
41 Allgemeine Weisheit.
42 Empfohlene Musik: Jap Sahib, Ragi Sat Nam Singh. Stattdessen ist auch Chattre Chakkre Varti möglich. Zu beiden siehe: www.satyasingh.de/LebenundSterben
43 Empfohlene Musik: Jap Sahib, Ragi Sat Nam Singh oder Chattre Chakkre Varti, siehe: www.satyasingh.de/LebenundSterben
44 Gong-Musik unter: www.satyasingh.de/Lebenund Sterben
45 Zum Klang siehe: www.satyasingh.de/LebenundSterben
46 Siehe: www.satyasingh.de/LebenundSterben
47 Für die Sprachmelodie von RA MA DA SA SA SAE SO HONG bei der Heilmeditation siehe: www.satyasingh.de/LebenundSterben
48 Yogi Bhajan, 24. April 1979, *Meditation Manual*, Paris, o. J.
49 Siehe: www.satyasingh.de/LebenundSterben
50 Satya Singh.
51 Dieses Lied wird nach jeder Kundalini-Yoga-Stunde gesungen.
52 Die Bibel, Evangelium nach Johannes.

QUELLEN DER ÜBUNGSREIHEN UND MEDITATIONEN

1. Übung: Einschlafen und die Kunst des Sterbens. Ursprünglicher Titel: »Sleep and the Art of Dying«. Vortrag: Yogi Bhajan, 1. Februar 1972, Santa Cruz, Mexico. Aus: Kundalini Yoga Systems (Hg.): *Kundalini Yoga Sacred Kriyas and Meditations on Teaching Cards*. Paris, Amsterdam 1982, Karte: 81.06–14A.

2. Übungsreihe: Die Kraft, das Leben aktiv zu gestalten und den Tod selbst zu bestimmen. Ursprünglicher Titel: »Refining your Sexuality and Spirituality«. Vortrag: Yogi Bhajan, 16. April 1986. Aus: *Self Knowledge*. Espanola 1995, S. 25.

3. Meditation: Die fünf Elemente des Körpers ausgleichen. Ursprünglicher Titel: »Correct the Five Tattvas«. Vortrag: Yogi Bhajan, 31. Januar 1996. Aus: *Reaching Me in Me*. Espanola 2002, S. 49.

4. Meditation: Den Tod überwinden. Ursprünglicher Titel: »Meditation to conquer death«. Vortrag: Yogi Bhajan, 2. Januar 1980, London. Aus: Kundalini Yoga Systems (Hg.): *Kundalini Yoga Sacred Kriyas and Meditations on Teaching Cards*. Paris, Amsterdam 1982, Karte: 81.19–18A.

5. Meditation: Das Ungesehene sehen. Ursprünglicher Titel: »To see the unseen«. Vortrag: Yogi Bhajan, 7. April 1994. Aus: *Self Experience*. Espanola 2000, S. 42.

6. Meditation: Die durch das Karma bedingte Kette von Ursache und Wirkung durchbrechen. Ursprünglicher Titel: »Rip off the Cause and Effect of Karma«. Vortrag: Yogi Bhajan, 12. Februar 2001. Aus: *Meditations for the New Millenium 2001*. Atma Singh Khalsa and Guru Prem Kaur Khalsa, Santa Cruz 2001 Karte: #NM 0382.

7. Meditation: Verzeihen lernen. Ursprünglicher Titel: »Forgiveness Meditation«. Vortrag: Yogi Bhajan, o. J. Aus: Mukta Kaur: *Meditations for addictive behavior*. Minneapolis 2008, S. 52.

8. Meditation: Den Tod beherrschen. Ursprünglicher Titel: »Meditation to control death«. Vortrag: Yogi Bhajan, 10. August 1979. Aus: *Survival Kit: Meditations and Exercises for Stress and Pressure of the Times*. Espanola 1980, S. 25.

9. Übungsreihe: Unterbewusste Depression bei der Wurzel packen. Ursprünglicher Titel: »A very subtle exercise – Getting to the root of subconscious depression«. Vortrag: Yogi Bhajan, 20. Februar 1985. Aus: *Infinity and Me*. Espanola 2004, S. 6.

10. Übungsreihe: Die irdische und ätherische Ebene miteinander verbinden. Ursprünglicher Titel: »Connecting physical and heavenly reality«. Vortrag: Yogi Bhajan, 28. Januar 1986. Aus: *Infinity and Me*. Espanola 2004, S. 21.

11. Übungsreihe: Das Gehirn synchronisieren. Ursprünglicher Titel: »Synchronize the brain and balance the Tattvas«. Vortrag: Yogi Bhajan, o. J. Aus: *The Inner Workout Manual*. Espanola 1989, S. 51.

12. Meditation: Jedes Jahr deines Lebens reinigen. Yogi Bhajan, aus persönlichen Notizen des Autors.

13. Übungsreihe: Ein Lichtwesen werden. Ursprünglicher Titel: »Becoming like Angels«. Vortrag: Yogi Bhajan, 30. März 1993. Aus: *Self Knowledge*. Espanola 1995, S. 5.

14. Meditation: Für den direkten Zugang zur höheren Ebene des Äthers nach dem Tod. Ursprünglicher Titel: »Meditation to go through death into the higher level of ether«. Vortrag: Yogi Bhajan, 14. Februar 1978. Aus: *KRI International Teacher Training Manual. Lifecycles and Lifestyles*. Espanola 2007, S. 198.

15. Übungsreihe: Die Stunde des Todes überqueren. Ursprünglicher Titel: »Crossing the hour of death«. Vortrag: Yogi Bhajan, 16. April 1986. Aus: *KRI International Teacher Training Manual Level 2. Lifecycles and Lifestyles*. Espanola 2007, S. 49–50.

16. Meditation: Den Tod abwehren. Ursprünglicher Titel: »Meditation to ward off death«. Vortrag: Yogi Bhajan, 5. Januar 1979. Aus: *Survival Kit: Meditations and Exercises for Stress and Pressure of the Times*. Espanola 1980, S. 25.

17. Meditation: Bewusstes Rebirthing. Ursprünglicher Titel: »Conscious Rebirthing«. Vortrag: Yogi Bhajan, 29. Januar 1986. Aus: *Self Experience*. Espanola 2000, S. 4.

18. a. Heilmeditation (für dich selbst). Ursprünglicher Titel: Sank Kriya (Conch Kriya). Vortrag: Yogi Bhajan, 24. April 1979. Aus: *Meditation Manual*, Paris, o. J.

b. Heilmeditation (für Nicht-Anwesende). Ursprünglicher Titel: »Healing with the Siri Gaitri Mantra«. Vortrag: Yogi Bhajan, Sommer 1973. Aus: *Aquarian Teacher*. Espanola 2003, S. 422.
c. Heilmeditation (für Anwesende). Ursprünglicher Titel: »Raa Maa Daa Saa Saa Say So Hung – Healing Meditation«. Vortrag: Yogi Bhajan, 20. Dezember 1999. Aus: *Reaching Me in Me*. Espanola 2002, S. 60.

19. Meditation für Angehörige vor und während einer Kremation. Vortrag: Yogi Bhajan, 21. September 1978. Aus: *Meditation Manual*, Paris, o. J., Karte: LA055.

20. Übungsreihe: Trauer, Wut und Angst loslassen. Ursprünglicher Titel: »The Art of Equilibrium of the Stomach«. Vortrag: Yogi Bhajan, 8. Mai 1985. Aus: *Owners Manual for the Human Body*. Espanola 1993, S. 39.

21. Übungsreihe: Eingebildete Unfähigkeiten loslassen. Ursprünglicher Titel: »Conquering One's Imagined Disabilities«. Vortrag: Yogi Bhajan, 15. April 1993. Aus: *Self Knowledge*. Espanola 1995, S. 40.

22. Meditation: Öffne dich für das Neue in dir. Ursprünglicher Titel: »Open-up the Newness in You«. Vortrag: Yogi Bhajan, 5. April 2000. Aus: *Meditations for the New Millennium 2001*. Atma Singh Khalsa and Guru Prem Kaur, Santa Cruz 2001, Karte: #LA0955.

23. Meditation: Pittra Kriya – Trauer hinter sich lassen. Ursprünglicher Titel: »Pittra Kriya«. Vortrag: Yogi Bhajan, 18. November 1991. Aus: *KRI International Teacher Training Manual level 2. Stress and Vitality*. Espanola 2007, S. 59.

24. Meditation: Entspannt leben. Yogi Bhajan. Aus: Persönliche Notizen des Autors.

25. Meditation: Erdung. Yogi Bhajan. Aus: Persönliche Notizen des Autors.

26. Eine-Minute-Atem: Gegen Angst. Ursprünglicher Titel: »1 cycle per minute« (»One-Minute-Breath«). Vortrag: Yogi Bhajan, o. J. Aus: *The Aquarian Teacher*, Espanola 2003, S. 91.

LITERATUR

»Du kannst so viele Bücher, wie du möchtest, auf einen Esel laden, es bleibt ein Esel.«

Atwater, P. M. H.: *The Big Book of Near-Death Experiences: The Ultimate Guide to What Happens When We Die*. Newburyport 2007.

Atwater, P. M. H.: *Near-Death Experiences, the Rest of the Story*. Newburyport 2011.

Bailey, Lee W.; Yates, Jenny: *The Near-Death-Experience. A Reader*. New York 1996.

Blackmore, Susan J.: *Dying to Live. Near-Death Experiences*. New York 1993.

Brinkley, Dannion; Perry, Paul: *Saved by the light*. New York 1994.

Coppes, Christopher: *Message From The Light. True Stories of Near-Death Experiences and Communication from the Other Side*. Pompton Planes 2011.

Don Piper, Revell: *90 Minutes in Heaven. A True Story of Death and Life*. Grand Rapids 2004.

D'Souza, Dinesh: *Life after Death. The Evidence*. Washington 1961.

Eadie, Betty J.: *Embraced by the Light. The Most Profound and Complete Near-Death Experience Ever*. New York 1992.

Frawley, David: *Ayurveda and the Mind*. Twin Lakes 1996.

Gibson, Arvin S.: *Glimpses of Eternity. New Near-Death Experiences Examined*. Bountiful 1992.

Guggenheim, Bill; Guggenheim, Judy: *Hello from Heaven. A new field of research: After-Death-Communication*. New York 1995.

Guru Terath Kaur: *Dying-into-Life. The Yoga of Death, Loss and Transformation*. Espanola 2006.

Gurudarshan Kaur: *Energy Map. A Journey Through the Chakras*. La Crescenta 1991.

Gurudarshan Kaur: *Expanding Intuition*. La Crescenta 1993.

Holden, Janice Miner; Greyson, Bruce; James, Debbie: *The Handbook of Near-Death Experiences. 30 Years of Investigation*. Santa Barbara 2009.

Khalsa, Atma Singh; Guruprem Kaur Khalsa: *A Year with the Master*. Espanola 2001.

Kübler-Ross, Elisabeth: *On Life after Death*. New York 1991. Deutsche Ausgabe: *Über den Tod und das Leben danach*. Güllesheim 2002 (10. Auflage).
Kundalini Yoga Systems (Hg.): *Kundalini Yoga Exercises and Healing on Teaching Cards*. Paris, Amsterdam 1982.
Kundalini Yoga Systems (Hg.): *Kundalini Yoga Sacred Kriyas and Meditations on Teaching Cards*. Paris, Amsterdam 1982.
Long, Jeffrey; Perry, Paul: *Evidence of the Afterlife. The Science of Near-Death Experiences*. New York 2010.
Migliore, Vince: *A Measure Of Heaven. Near-Death Experience Data Analysis*. Folsom 2009.
Moody, Raymond A. jr.: *Life after Life. The Investigation of a Phenomenon*. New York 1975.
Moody, Raymond A. jr.: *The Light Beyond*. New York 1988.
Moody, Raymond A. jr.: *Glimpses of Eternity (Mind, Body, Spirit)*. New York 2010.
Morse, Melvin; Perry, Paul: *Closer to the Light. Learning from the Near-Death Experiences of Children*. New York 1990.
Mukta Kaur: *Meditations for addictive behavior*. Minneapolis 2008, S. 52.
Nelson, Lee; Nelson, Richard: *Beyond the Veil. Near-Death Experiences*. Springville 1998.
Perry, Yvonne: *More than Meets the Eye. True Stories About Death, Dying, and Afterlife*. Nashville 2004.
Redfield, James; Adrienne, Carol: *The Celestine Prophecy. An Experiential Guide*. New York 1995.
Redfield, James; Adrienne, Carol: *The Tenth Insight. An Experiential Guide*. New York 1996.
Ring, Kenneth; Elsaesser Valarino, Evelyn: *Lessons from the Light: What We Can Learn from the Near-Death Experience*. Needham 1998.
Ritchie, George G.; Sherill, Elizabeth: *Return from Tomorrow*. Waco 1978.
Satya Singh: *Das Kundalini YOGA Handbuch für die Gesundheit von Körper, Geist und Seele*. München 1990.
Satya Singh: *Der Reif*. Güllesheim 2000.
Satya Singh; Hageneder, Fred: *Baum Yoga*. Saarbrücken 2006.
Storm, Howard: *My Descent into Death*. New York 2005.
Tooley, Lawrence E.: *I Saw Heaven, a Remarkable Visit to the Spirit World*. Springville 1997.
Turner, John: *Medicine, Miracles and Manifestations*. Franklin Lakes 2009.

van Lommel, Pim: *Endloses Bewusstsein*. Ostfildern 2011.
Varghese, Roy Abraham: *There Is Life after Death*. Franklin Lakes 2010.
Wambach, Helen: *Relieving Past Lives*. New York 1978.
Williamson, Marianne. *A Return to Love*. Harper and Collins 1992.
Yogi Bhajan: *Fountain of Youth*. Espanola, o. J.
Yogi Bhajan: *The Man called the Siri Singh Sahib*. Espanola 1979.
Yogi Bhajan: *Kundalini Meditation Manual for Intermediate Students*. Pomona 1975.
Yogi Bhajan: *Kundalini Yoga Manual – Student Manual*. Espanola 1976.
Yogi Bhajan: *Sadhana Guidelines*. Espanola 1976.
Yogi Bhajan: *Keeping up with Kundalini Yoga*. Espanola 1980.
Yogi Bhajan: *Survival Kit: Meditations and Exercises for Stress and Pressure of the Times*. Espanola 1980.
Yogi Bhajan Ph.D.: *Kundalini Yoga for Youth and Joy*. Espanola 1983.
Yogi Bhajan: *Yoga for the 80's*. Pomona 1984.
Yogi Bhajan: *The Inner Workout Manual*. Espanola 1989.
Yogi Bhajan: *Owners Manual for the Human Body*. Espanola 1993.
Yogi Bhajan: *Physical Wisdom*. Espanola 1994.
Yogi Bhajan: *Self Knowledge*. Espanola 1995.
Yogi Bhajan: *Self Experience*. Espanola 2000.
Yogi Bhajan: *Reaching Me in Me*. Espanola 2002.
Yogi Bhajan: *The Aquarian Teacher*. Espanola 2003.
Yogi Bhajan: *Infinity and Me*. Espanola 2004.
Yogi Bhajan: *Praana, Praanee, Praanayam*. Espanola 2006 (posthum veröffentlicht).

Webseiten:

www.iands.org (International Association of Near Death Studies), Bearbeitungsstand 27. August 2012
www.kriteachings.org (Kundalini Research Institute), Bearbeitungsstand 27. August 2012

ADRESSEN

»Der Lehrer ist das Rohr, nicht die Quelle.«

Kostenlose Audiodateien der Mantras in diesem Buch: www.yogahoheluft.de/LebenundSterben

Mehr Informationen sowie Kurse und Fortbildungen zum Thema dieses Buches: Horizonte Akademie, eine Aus-, Fort- und Weiterbildungsstätte zu den Themen Sterben, Tod, Trauer und Krise
www.horizonte-akademie.de oder www.dharmatraining.de

Musik und Bücher aus der Tradition des Kundalini-Yoga: www.satnam.de

Qualifizierte Kundalini-Yoga-LehrerInnen in der Nähe: www.3ho.de

Information über Satya Singh und sein Yoga-Zentrum: www.yogahoheluft.de

Information über die Kundalini-Yoga-LehrerInnen-Ausbildung von 3HO e.V.:
www.ausbildung.3ho.de

Yoga-Kleidung: Adi Shakti Fashion
www.adi-shakti-fashion.de

WICHTIGER HINWEIS

Die Methoden und Anregungen in diesem Buch wurden mit größtmöglicher Sorgfalt verfasst. Sie sind als hilfreiche Gesundheitstipps gedacht und ersetzen keinesfalls den medizinischen Rat eines Arztes, Heilpraktikers oder anderer Heilkundiger. Fragen Sie gegebenenfalls einen Therapeuten, ob die Empfehlungen in diesem Buch für Sie geeignet sind. Weder der Autor noch der Verlag kann die Haftung für eventuelle Schäden übernehmen, die aus den Hinweisen und Übungen resultieren.

Diese Publikation hat das KRI-Prüfsiegel erhalten. Dieses Siegel wird nur den Produkten ausgestellt, die in den entsprechenden Teilen auf Korrektheit und Vollständigkeit im Sinne des Kundalini-Yoga und der 3HO-Lebensführung, wie sie von Yogi Bhajan® gelehrt wurden, geprüft worden sind.

ULRIKE REICHE

KUNDALINI-YOGA

MIT DER UNIVERSALEN LEBENSKRAFT ZUM WAHREN SELBST

Im Kundalini-Yoga spricht man von Energiekörpern, wenn man die geistige Grundausstattung des Menschen beschreiben will. Seine Gefühle, seine Gedanken oder seine Charaktereigenschaften sind wie die Stockwerke eines Hauses. Durch dessen Stromleitungen fließt subtile Energie, die man mit Hilfe gezielter Meditationen spüren und beeinflussen kann.

Yoga-Coach Ulrike Reiche erklärt das System der Energiekörper erstmals speziell für westliche Leser und gibt effektive Übungen für die eigene Persönlichkeitsentwicklung an die Hand.

O. W. BARTH